男性肿瘤与性

Man Cancer Sex

原　著　Anne Katz
主　译　徐　涛
主　审　王晓峰
译　者　（按姓氏拼音排序）
安　超　胡　浩　李　清
李　睿　刘振华　孙　玥
武思文　谢　京　于路平
张晓彤

北京大学医学出版社

NANXING ZHONGLIU YU XING

图书在版编目（CIP）数据

男性肿瘤与性/（美）卡茨（Katz，A.）主编；徐涛等译．
—北京：北京大学医学出版社，2012.2
书名原文：Man Cancer Sex
ISBN 978-7-5659-0339-7

Ⅰ.①男… Ⅱ.①卡… ②徐… Ⅲ.①男性—肿瘤—
诊疗②男性—性功能障碍—诊疗 Ⅳ.①R73②R698

中国版本图书馆 CIP 数据核字（2011）第 281696 号

Man Cancer Sex
Anne Katz

北京市版权局著作权合同登记号：图字：01-2011-5812

男性肿瘤与性

主　　译： 徐　涛
出版发行： 北京大学医学出版社（电话：010-82802230）
地　　址：（100191）北京市海淀区学院路 38 号 北京大学医学部院内
网　　址： http://www.pumpress.com.cn
E - mail： booksale@bjmu.edu.cn
印　　刷： 北京画中画印刷有限公司
经　　销： 新华书店
责任编辑： 陈　奋　　**责任校对：** 金彤文　　**责任印制：** 张京生
开　　本： 889mm×1194mm　1/32　**印张：** 6.25　**字数：** 155 千字
版　　次： 2012 年 2 月第 1 版　2012 年 2 月第 1 次印刷
书　　号： ISBN 978-7-5659-0339-7
定　　价： 30.00 元

编者前言

多年以来，我曾与许多男士共事。其中，有些曾经是我的病人，他们对我非常信任，这让我深感荣幸；还有些人虽为同事，也渐渐成为了我的朋友。他们所具备的那些男性的特质，那些自然展示的言行举止，总能深深地吸引着我。我常开玩笑说："真期望自己能做个男人，哪怕只有短短的三天，这三天我是一定不会刮胡子的！"虽然这仅仅是个笑话，其实背后流露着的是无可争辩的事实——做一个男人是如此吸引人，哪怕仅仅是暂时的。

虽然媒体总在宣扬所谓男人和女人来自不同星球的理论，但我却并不相信这一点。我认为正是由于个人经历、社会预期以及一点点激素水平的差别，才造就了我们看待生活的角度略有不同。无论如何，我们一同生活、彼此融洽，每个人、每一天的一举一动能让我感受到惊喜与快乐。

这本书是写给男人的，同时也是写给那些爱他们、与他们一起共同经历癌症、与癌症抗争的女人和男人们的。在过去的五年中，我花费了大量时间努力去了解马尼托巴癌症中心（Cancer Care Manitoba）的众多男性患者们。在我认为自己已经足够了解他们时，一位男病人的举动却引起了我的注意。这也许是缘于他对于一些事情表现出来的幽默感，而这些事情在常人看来原本并无幽默可言。他甚至同意我去观察他发现和体验幽默的方式，这真让我受益匪浅。或者也许可以说，这个男人其实是允许我去了解他如何被癌症所深深地折磨着，面对他的个人悲剧我深感敬畏。也正是通过他们这些人，我对于自己的所谓人性也有了更深切的理解。

序

"潘多拉盒子"的"钥匙"

现代医学是一位卓越的智者，他为众多疾病找到了求解的良方——天花已然绝迹，结核亦被降服，人类在他的庇护下逃脱了众多瘟疫的诅咒。然而他并非万能之医，癌症这只"潘多拉盒子"的"钥匙"依然杳无所踪。

对于罹患"癌症"的病人而言，疾病的意义绝非仅仅限于生理上的痛苦。诚如希波克拉底在两千余年前所描述的："病人不知道病因，不知道将来的后果如何，也不知道类似情况一般会有什么结果。在这种情况下，他接受医嘱，忍受着现状，害怕着未来……"焦虑、恐惧、绝望构成了疾病情绪的灰暗色调，正如本书中那些身患"癌症"的男士们所深陷的身心困境。

现代人类的生活方式发生了巨大的变化，随之改变的是人类疾病谱。在医学与疾病的一次次博弈中，我们发现人类疾病与人类医学都立足于极为复杂的生命系统，医学的模型与疾病的模型都无法简单地勾勒。抗生素已经消灭了众多病原体，但难以消灭所有病原体；手术刀可以整块切除癌变肿物，但难以彻底阻断癌细胞的扩散；化疗与放疗可以追杀逃逸的癌细胞，却同样杀死了健康的细胞，干扰了正常的生理功能——本书中的男主人公们不得不面对因治疗癌症而出现的性相关的困惑。医学面对现代疾病，尤其对于癌症，更像是面对一副多米诺骨牌，医学对疾病的每一步介入都会在一个生命体中产生一系列的连锁反应。正因如此我们必须放弃单一的病因论与还原论的方法，在“生物-心理-社会”医学模式的基石上，我们有必要重新解读癌症对于患者自身生活的隐喻，这里不仅仅意味着与病魔抗争以维持生命的存在，还意味着如何最大限度维持生命的完整与生命的尊严，如何应对与适应生活的非常态，例如身体的不完整，甚至残缺、丑陋；性欲的减弱，乃至性能力的丧失；他人尤其是最亲密的人对此的反应，是否会因此而遭到抛弃……凡此种种，都是比疾病本身更为巨大的挑战。

不可否认，外科医生手中的那柄柳叶刀、输液器中流淌的化疗药对此是爱莫能助的。这不禁令我们叩问医学，它应不仅仅是一套严密、精准的科学知识体系，它亦是一种体验、一种关切，一种对生命的人本解读和人道关怀，亦是在对生命的敬畏中渗透着对生命体验与疾病体验的人性温度。医学本就是一门非常世俗的学问与技艺，生老病死，牵系民生。在 21 世纪“医学模式”转变和“医学目的”再讨论的热议中，我们渐渐认识到，完全基于生物学基础的“还原论”不可能解释所有医学问题，医学不可能天真地以“消灭疾病，战胜死亡”为终极目的，而应是对生命质量的热切关注，聚焦于生命质量的提高。我们的医者不妨回到撒拉纳克湖畔，去细细品味特鲁多医生留下的那段意味深长的铭文：有时去治愈，常常去帮助，总是去安慰。在诸如“癌”这类多因的复杂疾病面前，纯粹的“CURE”已势单力薄，“CARE”亦是一剂不可或缺的良方。

在 Anne Katz 的这本书中，我们不难发现西方医学对男性癌症患者的治疗已不是单纯的手术与药物治疗，而是逐渐向以病人生活为中心的方向发展。由癌症引发的对于死亡的恐惧、性欲的压抑、抑郁的情绪比癌症本身更可能成为病人生活中难以除却的阴霾。从这一角度而言，书中所记录患癌症之后的种种有关生命、生活细节的困惑与解答，或许向我们提供了更多维的视角去理解癌症与癌症病患，帮助我们找寻那只“潘多拉盒”的“钥匙”。

徐涛

2011 年 11 月

目　录

第一篇

了解基本情况

为什么性对个人以及夫妻双方来说都如此重要？我们的性别差异是如何形成的？又是哪些因素在起作用呢？开篇几章会对性器官的解剖结构和功能进行描述，从而为本书随后的内容讲述做好准备。

第一章

为什么性如此重要

为什么性对个人以及夫妻双方来说都如此重要？我们的性别差异是如何形成的？又是哪些因素在起作用呢？开篇这章会对人一生发育过程中的性及性方面的事情进行详细说明，为本书随后的内容讲述打下基础。

性，性，性——我们每天通过各种途径听到太多关于性的信息了。性会影响汽车、节假日和服装的消费。许多男人认为他们没有足够的性生活，甚至认为其他人都比他们有更多的性生活。我们对性的了解来自许多渠道：父母、同龄人、学校、宗教机构以及媒体。幸运的话，从小到大我们的所见所闻会证实性是一件美好的、令人愉快的事情；如果不够幸运的话，也许就没有那么美好了。

媒体总喜欢把男人描述得像荷马·辛普森①（Homer Simpson）一样：受睾酮支配、无感情、不善交流、愚蠢，并且经常出错。也有人将男人描述成一台性机器，随时能在任何环境（甚

① 美国动画片《辛普森一家》中的父亲。

至在耳边有炸弹落下时）、任何情况下发生性行为。许多男人也认为这是理所当然的，并会在做不到的时候感到担忧。许多男人在患病（特别是像癌症这种威胁生命的疾病）时并不知道性方面会受到什么样的影响。

一生中的性

青春期

从本章中，你会了解到性发育会受到激素的影响，而就男孩而言主要是受睾酮影响。青春期是身体生长和发育的时期，在这一时期，男孩（或年轻男性）的身体开始发生变化，最终发展为成年男性典型的身体尺寸、外形和结构。他们的阴茎和睾丸会增大，毛发的生长几乎遍及全身，声音也变得低沉。同时，他们的肩膀变得更加宽阔，而臀部变窄，发展为成年男性典型的倒三角形身材。男孩的身高也随之增长，青春期末通常会达到成人的高度。

情感上的成熟也发生在青春期。这一年龄段在男孩的一生中显得尤为重要。许多人生理已经成熟，但在情感和社交方面还未达到成年人的状态。他们的心智可能尚未成熟，缺乏判断力，经常犯错，并因此惹上麻烦。青少年通常很在意自己是否与同龄人保持一致，并且可能非常关注自己的外貌、衣着以及是否受欢迎。如果一个男孩认为他与同伴不一样，那么他的青春期可能会成为一段很艰难的时期。而如果同龄人认为他与大家不一样，他就可能会被孤立、取笑甚至被愚弄，而这可能会对他造成终生的影响，通常会有损他的自尊心。自尊心的下降可能导致危险的社会行为和性行为，还会造成自我认同感低下，从而影响职业和婚姻关系的选择。

但是大部分男孩能够很顺利地过渡到成年阶段。在成长中的某一刻，他们会发现自己被谁所吸引，并且会尽力去吸引对方。

喜欢女性的男孩们在建立一段持久的关系之前往往会体验很多感受心碎的经历。而那些喜欢男性的男孩们则不得不与一个耻辱和边缘化的世界进行周旋，因为很多情况下同性恋仍被视为异类、是不合规则的。在青春期，性吸引的困惑普遍存在，而社会上对同性恋的负面态度使问题变得更加复杂。

青春期的主要任务是离开家庭、学会独立并且找到职业目标。年轻人必须学会控制冲动，学会建设性地应对挫折，还要学会抑制自己的享乐欲望。除此之外，他们必须建立一个健康、现实的自我观念，并在性别上达到成熟。

大部分男孩会手淫，这种独自的性行为通常会持续到成年。虽然这一行为很普遍，但是许多男孩会对此感到羞愧。在我们的社会中，有时这仍然是个禁忌的话题，父母或其他成年人也并不会过多地谈论这一话题。一些宗教和文化机构仍然不赞成手淫，许多男孩也常常在手淫带来的欲望、快感和随后的羞愧、负罪感之间挣扎。

男孩对性活动常常会感到有压力。男孩的谈话中会充斥着大量对于性经历的夸大描述，然而事实常常与他们给朋友叙述的情况相差甚远，这种现象会一直持续到成年。成年男性在谈到他们的性感觉和经历时常常也并不诚实，会夸大他们的经历，或从不谈论他们的真实情感。关于性，男孩也会得到各种互相矛盾的信息："能得到的一定不要错过"抑或"不要占别人便宜"，"性是最棒的"抑或"别给自己惹麻烦"。媒体中的很多信息也是不一致的。一方面，性被描述为令人很愉快的事情，有性经历的男人很酷、很有男子气概；但另一方面，性又是很危险的，因为它可能会导致感染性传播疾病和怀孕。人们普遍认为，青年人多自视为强大、无懈可击、能抵抗任何事情；基于这种观念，父母和师长们面对青少年时会针对这些观点传递相应的信息。因此，男孩们获得的教育都是怎么尽量让自己远离麻烦，而不是如何成为一个性健康的年轻人。

当青少年患上癌症时，一切都改变了。这个男孩往往在日常起居上更依赖他的父母，使他在成长过程中无法独立。他也许无法继续自己的学业，随之而来的社交问题包括他难以建立良好的同伴关系。癌症治疗又可能造成身体上的改变，对一个努力让自己与其他人保持一致的年轻人来说，这是个重大的挑战。手术瘢痕、化疗所致的体重改变以及药物或放射治疗的其他副作用会令他感到尴尬，因而让他逃避社交场合。由于一些治疗措施还会妨碍正常生长发育，包括性发育，因此，这个男孩看上去可能比他的实际年龄小很多。

总之，像癌症这样威胁生命的疾病对青年人“强大、无懈可击、能抵抗任何事情”的观念提出了挑战。然而 80%接受治疗的儿童和青年癌症患者都能生存下来并长大成人。但疾病及其经历从根本上改变了他们的生活。一些人可能会丧失生育能力，这会对他们成年后建立长久的夫妻关系造成影响。另一方面，有些人可能会误以为自己没有生育能力，于是不采取避孕措施，结果在并不想要孩子的时候就做了爸爸。

成年早期

成年早期是指 20～40 岁这一年龄段，此时社交能力和情感都得到了成长。在这一时段，身体上不会再有太大变化，但有些年轻人会在 20 岁以后再长高一些。这二十年中，大部分人会决定是否结婚生子。同时，很多男人都在为自己的事业打拼，或者至少已经确定了未来发展的方向。因此，这一时期罹患癌症会给他们带来一些更特别的挑战。

身患癌症的男性将面临众多巨大的困境，其一就是如何告诉新结识的或未来的伴侣自己患有癌症、可能无法生育、可能会失去身体的某一部分、身上有个造瘘袋或有很多瘢痕等。你该在什么时候告诉对方？如果对方对此产生排斥又该怎么办？当已婚男性被诊断为癌症后，夫妻关系通常被证明是力量和安慰的来源。大部分夫妻表示，罹患癌症的经历使他们更加亲近，加强了他们对彼此的承诺，加深了伴侣间的感情。

与同龄人相比，一名正与癌症或其后遗症抗争的年轻人对生活可能会有着截然不同的态度。他可能更加严肃，也可能更爱冒险。癌症治疗不仅会对身体产生影响，还会对情感和社交造成影响。由于住院或化疗后的恢复时间较长，他可能不得不推迟诸如开创事业等年轻人的重要任务。这还会对建立恋爱关系和构建有力的同伴社交网络有所影响。疾病可能意味着患者不得不继续留在父母家中，无法离开家庭独立生活，并且在身体上及经济上需要长时间地依赖父母，而这时他的同龄人已经离开父母，开始了自己的生活。

虽然一些男性会想在 40 岁后再开始他们的家庭生活，但是生育能力在这几十年中对男性来说通常很重要。对童年癌症幸存下来的年轻人来说，这可能是他们第一次不得不去面对的问题。当童年癌症确诊时，父母通常都是很仓促地就决定了治疗方案。大部分父母只关心他们的宝贝孩子能否活下来，而不太会去考虑推迟治疗或考虑孩子未来的生育能力。但是治疗可能会使男孩丧失生育能力，而这一问题在男孩成年后才会被发现。一些患者会很生气，当初为什么没有努力保留他们的生育能力，或者为什么没有尝试冷冻精子。当然，这依赖于患癌症之前儿童的性发育程度，因为精子的发育是在青春期；所以如果癌症发生在童年早期，那谁也无能为力。但是患者可能并不理解这些，并且可能会对很早以前自己根本无法参与决定的过程感到懊悔。

成年中期

成年中期是指从 40～65 岁这一阶段。在这段时间里，以前的夫妻关系通常会更加稳固，事业发展得很好并逐渐步入退休期，由于孩子们逐渐长大并组建了自己的家庭，家长的责任也减轻了。在这一时期，健康情况不佳也变得更加普遍，男性可能会患上高血压、高血脂、糖尿病等疾病。成年中后期也是癌症最常见的时期。

同样在这一时期，一些男性会发现他们的性功能有所改变。这一年龄段男性所面临的最普遍的挑战是，达到或维持勃起开始有些困难了。这一问题可能与心脏病或糖尿病有关，并且经常会令男性及其伴侣非常苦恼。同时，男性的女性伴侣可能也正在经历更年期的转变，她的性兴趣会衰减，这可能或多或少也会令夫妻双方有些苦恼。一些男性也发现，随着身体脂肪含量的变化及肌肉含量的减少，他们的性欲也有所下降。这可能是由睾酮水平的缓慢下降造成的，但也可能与体育活动少有关。

因为社会焦点往往集中在年轻力壮的人身上，所以对于不再年轻、不再强壮、健康状况不佳的男性来说，这些问题不仅会影响他们的身体，更会对他们作为一名男性以及社会一员的认知有很大影响。这一时期癌症带来的损失会对男性提出巨大的挑战。失去伴侣的老年男性癌症患者对于自己对异性的吸引力很不自信，他不希望成为成年孩子的负担，也可能会感到很孤独。他们非常需要社会及情感上的支持。

成年晚期

成年晚期的身体改变是不可避免的。但是这并不意味着失去活力与生活乐趣。这一时期疾病和残疾也更加普遍，失去朋友和伴侣也是不得不去面对的现实。

在这个偏爱青年的社会里，人们常常认为 65 岁以上的老年人是没有性的。事实上这是人们极不愿谈论的最后几个社会禁忌之一。但最近的调查显示，有伴侣的老年人仍然有规律的性行为，他们从中也能够获得满足。老年人同样也需要身体和情感上的爱与支持，许多人在失去了多年的伴侣或配偶后，为了避免在晚年独自一人孤独寂寞，会去寻求新的爱人。

我们使用的词汇

我们一直不停地在谈论性的话题，了解书中使用的术语与日常用语之间的区别就显得尤其重要。两个主要的术语是**性征**和**性功能**。**性征**是指我们作为一个有性别的人如何表达和感受自己。这是一个终生的过程，从婴儿时期开始直到死亡，性征始终都是我们生活中很重要的部分。它包含我们作为男性（或女性）的形象、如何与其他男性及女性相处，本质上也包含我们大脑中的特定特征。儿时从家庭接受的信息和长大后从同龄人及社会中获得的信息，都会对性征有所影响。性征包括性取向以及从何处、采取何种方法来寻求性快感。性征会受到宗教信仰、文化、种族、教育及人生经历各方面的重大影响。这不是一个理性的过程，而是一种先天的特性，本质上也是源于大脑的特质。性征的表现并不依赖于伴侣关系，不论单身与否，性征都是其自身独特的部分。

另一方面，**性功能**是我们作为有性别的个体的行为。性行为是后天习得的。在这一学习过程，人们会不断尝试，寻求如何使我们自己的身体感到愉快，当我们触摸他人时又是如何给他们带来了快乐。出于好奇，我们又进行了进一步的尝试，而快感又强化了这些行为。但是社会禁忌和束缚总是要限制这些本为正常和健康的事情，不过情况总在不停变化。因此，我们应该在历史、文化和时间的背景下来对其进行观察。不同的社会、文化和地域的性行为通常有很大不同，不能说哪一个是对或错、能被接受或不被接受。

我们大多数人关于性征及性行为的言行都会有自己的表达方

式。甚至关于身体器官也有自己的语言，男性比女性更乐于用昵称来称呼他们的生殖器。可能是由于这样令男性感到舒适，还可能与男性能够看到自己的生殖器有关。一些关于性行为的语言还是倾向于比较婉转（例如用**亲密行为**来描述性交，而避免**性**这个词）。性行为本身有许多含义：性交、口交、自己或与性伴侣手淫都可以被称为性行为。所以当我们试图表达想做什么、做了什么或不想做什么时，这可能会造成混乱！婉转的表达方式似乎可以使我们感觉更舒服些，但当意思表达不清楚时很容易造成一些问题。

在生活中多种不同因素的影响下，性行为也会随着时间而改变。有性伴侣意味着有规律的性生活，但对另一些人来说可能意味着相比单身时的性行为更少了。性行为在我们生活的不同阶段或由于不同原因，其重要性会有所改变。男性性欲也包含很多没有事实依据的观点，很多男性都信以为真。很好的一个例子是，人们认为男性性欲很简单，就像电灯的开关一样。男性要么是打开的、要么是关闭的，在任何情况下都可以很容易就能打开。

事实上，男性性欲是一个很复杂的现象，它由许多生化因素组成（身体、性驱动、勃起能力和射精、性满足感），这些因素受激素、血液和神经的维持，也受个人健康行为的影响。另一个因素是心理因素［认知能力（想法）、行为、感情］的影响。伴侣关系也是一个方面，它可以反映男性与伴侣互动的方式以及精神上了解和支持伴侣的程度。社会准则对男性如何反应和互动起到了一定作用。最后，精神性欲的技能（一个人的性反应及认识）是男性性欲和性生活必不可少的一部分。这绝不是像电灯那样能轻易打开或关闭的。

性与癌症

对许多人来说，这两个词根本没有联系。多年以来人们很忌讳谈论癌症，性也同样很少被提及。即使被提及，两者也都是仅在私下谈论的私密事情。但现在不同了：人们看待癌症的角度改变了，对于性也更加开放了。性与癌症是相关的，因为性是生活的一部分，而癌症是可以击败的。根据美国的数据统计，在2003年至少有1050万名癌症患者存活着，而1996—2002年的生存率比十年前升高了51%。且生存时间更长，生活质量也更好。他们可以继续工作及社会生活，他们和伴侣仍然对性有渴望和需求。癌症患者的生活质量已经成为我们评价癌症治疗是否成功（或失败）的重要部分。性可以在身体和情感方面影响生活质量，是很重要的一部分。

癌症及其治疗对性方面造成的影响与癌症的部位有很大关系。例如，由于勃起神经位于前列腺表面，前列腺癌患者在手术及放疗后很可能会存在勃起方面的问题。但对于其他癌症而言，性方面的影响并不明确或很轻微。例如癌症手术在身体上会留下很大的瘢痕，这会影响他的身体外观，这些改变会影响他从个体的角度来看待自己的方式。带结肠造瘘袋的患者会觉得自己缺乏性吸引力，并且可能会因为害怕被排斥而躲避他的伴侣。反过来，由于癌症患者不再像以前那样想要接触其伴侣，他或她就会有被排斥的感觉。本书会详细描述这些改变，以及它们是如何影响患者及其伴侣的。

癌症痛苦程度分期也与何时以及如何影响性有很大关系。确定诊断的过程会使患者感到非常焦虑。患者必须接受许多检查，而且有时等候检查结果和预约医生的时间会很长。人们通常不能很好地应对这些不确定性，我们希望能够了解到底发生了什么。一旦我们知道自己患上了癌症，生活就再也不会像以前一样了。对大多数人来说，癌症的确诊带来的是威胁生命的挑战。所有事情都陷入了混乱之中：我会活下来吗？我的家庭会怎么样？接下来的治疗会有多糟糕？我能战胜癌症吗？癌症对性和性功能的影响会因人而异，一些人发现，在这一时期他们的性欲消失了。他们不再考虑性，似乎也不再在乎性了。这是对重大压力事件的正常反应。而另一些人则似乎对性更感兴趣，可能会更需要他们的伴侣或更频繁地手淫。这也是正常的反应，由于性会带来舒适和快乐，它让患者从癌症这一残酷现实中分散精力。性还是与伴侣交流、寻求支持与爱的一种方式。许多人表示，性在这一时期有了新的含义，并会给夫妇带来独特与强烈的快乐体验。

癌症的治疗时间通常会长达数周或数月。手术、放疗、化疗是癌症最常见的治疗方式，患者可能会接受某一种治疗或联合治疗。每年都会有新的治疗方式出现，例如免疫治疗和阻止血液与肿瘤接触的药物。所有这些治疗都会通过各种方式来影响性。癌症治疗会改变激素水平，并且会破坏性器官及其邻近器官的神经分布和血液供应。治疗同样会影响情绪，会影响我们作为一名有性别的个体对自己的看法。这些改变可能是暂时的，也可能在治疗后会持续很多年。

在积极治疗阶段，性行为通常不是患者优先考虑的事，但是每个人都是不同的。对有些人来说，不顾疾病而继续性生活是他勇敢面对癌症并拒绝认输的一种方式。对另一些人来说，治疗的副作用（例如恶心、疼痛、疲劳、眩晕）甚至会令人连产生性方面的想法都不可能。还有些人仍然希望体验性行为的快乐，以此来安慰自己和他们的伴侣。在治疗期间不论哪种方式都没有什么对与错之分。

但治疗终会在某一天结束，患者会进入疾病的慢性阶段。在这一时期，生活会逐渐步入正轨，但是关于癌症的想法和对于复发的担心是很普遍的。许多人视这段时期为生存阶段。有些人认为，一旦患上癌症，你就永远改变了，从那一刻起，你就成为一名癌症幸存者了。另一些人并不喜欢这一说法，更乐于把癌症抛诸脑后、不去考虑它。在这一阶段，夫妻通常会重新开始性行为，但他们会发现有些事情跟以前不一样了。男性会发现他们在性行为时的勃起质量有变化，或者也可能会发现晨起时不再勃起了。手淫时也会有变化，这会对他们重新开始与伴侣进行性行为有所影响。一些男性的性生活仅会有轻度影响或完全不受影响，一些人则表示治疗后性生活甚至比以前更好，因为他们与自己的身体接触更多，并且希望以一个新的强度来拥抱生活。在此再一次强调，所有这些经历都是很正常的。

谈论性

虽然男性经常会开性方面的玩笑，但严肃地谈论性则是另一回事。谈论性时，大多数人都会觉得很难找到恰当的词语来表达。而对医务人员谈论性就显得更加困难。约见医生的过程通常都是很仓促的，只有当医生将手放在门把手上问你是否还有问题时你才会告诉医生你的问题（这被称作**门把手综合征**，被视为交流的障碍）。

研究显示，医疗服务人员是愿意与患者谈论性的，但前提是患者提及此事。这一研究同时也显示患者在等待医疗服务人员问及此事。其结果就是沉默，双方都在等待另一方先有所表示。患者及医生这样做的原因是相似的：尴尬以及不想谈及或讨论私生活。但是双方也有一些区别。很多医疗服务人员所接受的性方面教育很少，当患者咨询此事时他们害怕显示出自己的无知。同时，一些患者害怕提问会使他们显得很愚蠢。一些医疗服务人员认为谈论性的问题并不是他们的责任，他们的首要目标是治疗癌症，其他所有事情都应该留给别人去处理，由谁来处理并不重要。由于医疗团队中没有任何人曾问过他是否有什么问题，所以患者往往不知道该去问谁。这真是一团糟！

对于一个男性来说，与另一名男性谈论性方面的问题也是很困难的。男性可能觉得这样会显示自己的弱点，这也可能是男性经常开性方面玩笑的原因。你遇到的医疗服务人员可能比你年长或年轻许多，年龄有时也可能成为一个很大的障碍。年轻人会很难与老年人谈论性方面的事情（他们认为老年人没有性、也丝毫不了解性!），反之亦然。

这就是我写这本书的原因。我相信所有人——不论男女、老少、已婚或单身、同性恋或异性恋——都有权利对性及性功能进行提问，都有权利获得他们能够理解的答案。我通过三种不同的方式来做到这一点。首先，我为医疗职业人员写了一本教科书，名为《打破癌症与性的沉默——医务人员手册》。这本书对癌症及治疗后性方面的后果进行了综合概述。此后，我为癌症女性患者写了一本书，名为《女性肿瘤与性》。而现在这本书则是写给男性，以及所有爱他们的男性和女性的。

你能从这本书中得到什么?

这本书分为三篇，本章及接下来的一章提供基本原理和信息，这些是非常重要的，请不要跳过，因为它们是理解癌症如何影响性的基础。

本书的第二篇包括 10 名男性的故事，他们都患有或曾经患有癌症。他们每个人都面临一些性方面的问题，每一章节中会讲述他们的故事，同时还有如何获得他人帮助或自我帮助的说明与建议。这些章节涵盖了从性趣的丧失到身体外观、勃起问题、性高潮时疼痛等各种情况。有一章是关于对癌症患者伴侣影响的。即使你没有患相同类型的癌症，阅读这些章节也是非常重要的。不论你患何种癌症、患病多久、比本书中所述患者年轻或年老，每一章中都会有一些你感兴趣或对你有用的信息。请让你的伴侣一起读这本书。如果你现在还没有伴侣，未来某一天这本书可能会帮助你的伴侣理解你曾经或正在经历的事情。

本书的最后一篇有两章。一章是关于与伴侣交流的重要性，最后一章中会有一些有用的资源，能够帮你找到获取他人帮助与信息的方式。

现在大多数癌症患者会生存很多年，很多人也有着较高的生活质量。而性是保证生活质量的一个重要部分。本书为你提供的信息和工具，能帮助你在战胜癌症的同时找回性的健康。

（于路平译 张晓彤校）

第二章

一切是如何发生的？

我们知道癌症会影响性及性功能。在男性，我们经常发现癌症对性行为的各方面有直接的影响。为了更全面地认识这一点，了解正常男性性功能的情况尤其重要。为此，我们需要同时从解剖（身体）及生理（行为）方面了解男性性器官，以及相关的想法、感觉和价值观。本章描述了男性解剖以及身体的不同部分在性行为的不同阶段所起的作用。另外，我们也提供了一些男性性交时表现的相关信息。

男性解剖

男性性器官大部分都在体表，因此很容易定位。阴茎和阴囊都位于身体外部。阴茎由三个贯通整个阴茎的海绵组织的圆柱体组成。其中两个圆柱体被称作海绵组织或阴茎海绵体，勃起时会充满血液。另一个圆柱体（尿道海绵体）包绕尿道，尿液及精液从此管道内通过。阴茎末端被称为龟头，出生时被称为包皮的组织所覆盖。一些家长选择婴儿刚出生几天时就把他们的包皮切除掉，这叫做割礼。

阴囊在青春期后被阴毛所覆盖，其内包含两个睾丸，睾丸会产生重要的激素——睾酮以及精子。精子由睾丸排出，通过两条较长的管道——输精管——流往前列腺。在前列腺内，来自精囊（位于前列腺上的两个小腺体）的液体与精子结合，性高潮时这些精液会经尿道射向体外，这也是性高潮的一部分。

前列腺位于膀胱下面，约为核桃大小。这个腺体的用途是制造液体，这些液体是射出精液的一部分。还有两个叫做考珀腺（尿道球腺）的小腺体位于前列腺下面。来自这些腺体的液体通常会在性兴奋时从阴茎头端渗出。

脑内有两个结构与性功能相关，它们在激素的生成过程中尤其重要。下丘脑和脑垂体通过睾丸和位于肾顶部的肾上腺来调节睾酮的生成，但肾上腺仅起很小的作用。在青春期，睾酮生成导致典型的男性特征，例如身体毛发、肩膀增宽、胡须的生长、喉头的生长，不但造成声音更深沉，还会引起性冲动、想法及幻想。男性体内也有少量的雌激素，另一种叫做催乳素的激素也与血液中的睾酮水平相关。

性反应周期

人们经常说大脑是最大的性器官，确实如此。大脑不仅在调节激素生成中起重要作用，还使我们体验性想法和幻想，而且可以把身体接触判定为与性有关的事件，并判断这是否令人愉快。在反应过程中，大脑也会给生殖器发送信号导致性觉醒后的典型反射和感觉。

从 20 世纪 60 年代以来，我们已经对人类作为有性别的个体的表现有所了解，这在很大程度上源于著名性学家 William Masters和 Virginia Johnson 的工作。基于实验室中对人们的观察，他们提出了一个四阶段模型，这已成为我们理解这一现象的基础，同时也影响了许多其他性研究者。

Masters 和 Johnson 模型描述了四个线性阶段（连续性的），这对于男性和女性都是非常相似的。该模型的四个阶段是兴奋期、平台期、性高潮期和恢复期。这些阶段体现器官的膨大情况，是由血流的增加和肌肉的收缩造成的。

在第一阶段兴奋期，心率和血压上升，血液流入性器官的组织中。当血液流入海绵组织中时，阴茎开始勃起并增大。阴囊皮肤变厚，睾丸也变大。阴囊抬高并向身体移动。

第二阶段是平台期，本质上来说是一个晚期觉醒状态。血压和心率继续上升，呼吸也变得急促。一些人会不自主地出现面部扭曲、手脚紧绷。睾丸继续增大并朝向身体移动。阴茎头部颜色变深，这是由该区域血量增加造成的。此时考珀腺会分泌一些液体，这些液体可以在阴茎顶端观察到。

下一阶段是性高潮期，在这一时期可以感到强烈的快感，一部分原因是由于肌肉的收缩。当强烈的快感遍及全身时，呼吸和心率也达到顶峰。盆底肌肉、肛门括约肌以及手臂和腿部的主要肌肉都会收缩，有时甚至会发生痉挛。对大部分男性来说，性高潮时就会射精。在射精的第一阶段，通过前列腺和输精管的收缩，液体被推向阴茎。为了避免精液与尿液在膀胱内混合，此时通向膀胱的入口会关闭。当液体进入阴茎后，男性体验到的感觉被称为“不可避免的射精”；大多数男性此刻无法停止性高潮。在射精的第二阶段，液体被推至尿道并射出阴茎外。

最后一个阶段恢复期，是指血液从组织流出以及心率、血压和呼吸回归正常的过程。阴茎不再保持坚硬：首先，血液从海绵体中流出，然后从尿道周围的尿道海绵体流出。阴囊和睾丸也恢复正常大小。男性性高潮后有一个阶段，称为不应期，这时他们不能再次勃起或达到性高潮。这一时期的长短与年龄有很大关系。年轻男性这一阶段可能只会持续几分钟。老年人可能会持续几小时甚至几天。

将近 20 年后，Masters 和 Johnson 的一名学生 Helen Singer Kaplan 修改了他们的模型，并提出了性欲的概念。她将性反应周期描述为三个部分：欲望、兴奋和性高潮。Kaplan 认为欲望是由感情和认知组成的。在 Kaplan 的模型中，兴奋期与 Masters 和 Johnson 描述的很像，这一期由于血流的增加，生殖组织反应性膨大。其模型中的最后阶段是性高潮，这一时期的表现为一系列肌肉的收缩。虽然 Kaplan 没有把她的模型视为线性的，但许多人均如此解释。

Zilbergeld 和 Ellison 提出了五分期模型。他们的模型包括以下阶段：兴趣、唤醒、生理就绪、性高潮和满足。这一模型中的**兴趣**本质上与 Kaplan 模型中的**欲望**一样。唤醒是一个生理过程，此时血流注入阴茎和阴囊。在这一模型中，就绪是指勃起达到足够插入。性高潮与其他模型中描述的相似，但是 Zilbergeld 和 Ellison 认为这一阶段包括两部分：肌肉收缩和身体感觉。该模型的最后阶段——满足——涉及体验的主观认知和情感评估。

人类性行为

作为一个有性别的个体，我们是如何知道该怎么去做的呢?这是先天的还是后天习得的行为呢?我们为什么会做发生性行为时所做的那些事呢?这些问题在某种程度上通过“性脚本”的想法给予了回答。性脚本是我们赋予性行为的行为、感觉和意义，这些都是后天习得的。每一名男性（或女性）都会慢慢学习，什么吸引他们、什么感觉比较好以及如何处理他们的性经历。

对很多男性来说，他们的第一次性经历是独自一人，并且可能在子宫里就开始了。医护人员已经发现男性胎儿甚至在出生前就会玩弄阴茎。这种接触是否令人愉快无从确定。但是许多男性婴儿如果有机会的话，他们会玩弄自己的生殖器，常常在移开尿布时，他们的手会直奔阴茎而去！婴儿也可以有勃起，许多妈妈会说，当她们的儿子抚摸他们自己的时候会表现得很高兴。在一生中，男孩和男人经常且会持续手淫。

男性的性行为也会受同龄人和媒体信息的影响。媒体普遍描述男性是性发起者，总是准备着、愿意也随时能够发生性行为。年轻男性由于大量同龄人的压力，需要获得性经历，人们经常期待他们能够与同龄人分享其性探险的故事。对没有性经历或有意识延迟发生性行为的男性来说，同龄人的压力是残酷的，并且令人心烦意乱。

男性和女性均会发展性脚本，尤其当他们有伴侣后。这些性脚本会指示性行为时都做些什么。例如，一些夫妇经常在周六晚十点半关灯后发生性行为。这是常规的，在性行为中发生的事可能永远不会脱离某一系列行为。亲吻及抚摸生殖器 10 分钟，然后男性来到女性身体上并把阴茎插入她的阴道内。3～4 分钟的插入后，他达到性高潮，然后移到床的自己那侧睡觉。其他夫妇可能会有更大胆的或更富经验的性脚本，包括幻想、打扮、观看暗示影片或更换不同的性体位。性脚本无所谓正确或更好。只要双方都很开心并且对性脚本很满意，那就没有问题。

当脚本由于积极的奖励而得到强化时，人们倾向于反复使用同一脚本。当个人或夫妇面临癌症会暂时或永久改变性器官的解剖或妨碍性感觉时，这必然会改变他们往常的性脚本。结果可能是个人或夫妇双方因无法改变而终止性行为，或者能够适应新脚本并继续健康的性关系。

结论

本章描述了男性的性解剖结构以及性学家如何描述他们的作用。但是性是非常复杂的，绝不仅仅是阴茎是否变硬的问题。虽然男人常常被描绘为可以在任何困难环境下做爱的性机器，但情感和想法在男性性功能方面是很重要的。在接下来的章节中，你会读到不同癌症男性患者的故事，他们生活中性关系部分都受到了影响，并且在努力克服由癌症和（或）相关治疗造成的性和感情问题。

（于路平译　张晓彤校）

第二篇

有关癌与性，都发生了什么？

在本篇中，你会了解到 10 对夫妻的故事。他们中的男性都分别患有不同的肿瘤，也因此遭遇了形形色色与肿瘤相关的性问题，并接受了相应的治疗。

你将近距离地了解面对疾病时他们如何生活、如何抗争，了解发生这些性问题的原因是什么，以及应该如何克服和适应这些问题。

本章中，除了包括 Katz 医生的专业解释，还分别列有一些“提示”，以帮助你应对与处理诸如此类的问题。这些提示会针对这些性问题及其治疗提供确切、实用的信息。

第三章

性欲减退

我对性爱甚至都失去了渴望

性欲减退是癌症患者常见的主诉。晚期前列腺癌患者接受雄性激素阻断疗法后，性欲减退症状更加明显。睾酮是产生性欲必不可少的激素，但当男性接受雄性激素阻断疗法后，睾酮水平会迅速下降，最终导致性欲减退，所带来的影响远远超出了患者与其伴侣的感情。对于大多数男性来说，性欲是日常生活中重要的组成部分，但只有当他们失去的时候才意识到性欲的重要性。

在这一章中，你将认识 Ted——一位 61 岁，接受 2 年雄激素阻断疗法的患者。Ted 患有晚期前列腺癌，由于确诊时癌症细胞已扩散至骨骼，Ted 不得不接受雄性激素阻断疗法。Ted 因自己患上癌症而闷闷不乐，同时，体内睾酮的减少让他更加郁闷。

读完本章，你会了解到：

- 晚期前列腺癌的治疗。
- 雄性激素治疗对男性性欲的影响。
- 雄性激素阻断疗法的其他副作用。

Ted 的故事

和大多数同龄人一样，每年体检的时候，Ted 都会接受前列腺特异抗原（PSA）检查。3 年来，他的 PSA 逐渐升高，尤其是从去年到现在，PSA 几乎增长了 3 倍。Ted 的家庭医生并不太担心，只是建议 Ted 去看泌尿科医生。泌尿科医生看了看 Ted 近 10 年来 PSA 的检测记录，也注意到了去年以来 PSA 水平在迅速升高，于是建议 Ted 尽快做一个前列腺活检。活检定于下周进行。Ted 在检查中得知了自己的前列腺不太正常，确实觉得这值得关注。而正如医生所担心的那样，活检结果表明 Ted 患有前列腺癌，医生建议 Ted 择日与他们一起讨论治疗方案。

当日，Ted 只身赴约。考虑到妻子 Joan 身体也有些不适，他就没有叫上她。其实，他什么都没有告诉 Joan，包括前列腺活检。他们结婚 35 年多了，Joan 一直是他生活中的明灯。他们的独子 Barry 在美国国家航空和航天管理局（NASA）任职，他们为自己的儿子能成为“火箭科学家”并取得如此大的成就而自豪。他们同样也为活泼的小孙子 Teddy 自豪，Teddy 这个名字正是由爷爷 Ted 的名字衍化而来的。

泌尿科医生的诊室外有很多患者在等候就诊。Ted 等待得焦急万分。时间一秒一秒流逝，他变得愈发不安。没有人告诉他们到底为什么这么慢，每个人都要等至少 45 分钟才被叫进诊室看病。Ted 等了快 2 个小时，再也待不下去了，就离开诊室回了家。他想：这有什么大不了的？自己身体根本也没什么不适的。不久他就淡忘了活检这回事，再加上医生也没有提醒他去治疗，他也就不觉得有什么可担心的。

过了 9 个月，他开始感到右臀部疼痛。一开始他以为只是肌肉拉伤。因为自己刚把车库打扫了一遍，可能是疲劳过度所致。然而这次的疼痛很久也不缓解，他只好叫来家庭医生 Bryant。

出诊前，Bryant看了看Ted的病历，而当他看到泌尿科医生所写到的活检结果时，惊呆了——Ted的前列腺癌早在9个月前就已经是晚期，却没有进行过一次治疗。

这次就诊并非像Ted所想象的那样。Bryant医生面色沉重，告诉Ted根据活检结果，他的前列腺癌已经到了晚期。同时医生也认为Ted的臀部疼痛并不是肌肉拉伤，于是他给泌尿科医生打了个电话，安排Ted去看门诊。

Katz医生的解释

自从引入PSA检查20多年来，大多数男性可以在前列腺癌尚未扩散的时候就尽早得到诊断。PSA检测是对血液中的一种蛋白进行定量测定，这种蛋白可由前列腺及前列腺癌细胞产生。PSA仅仅是个筛查试验，而确诊前列腺癌通常采用组织活检，根据一定的方式从前列腺各部位抽取12个或者更多的组织样本进行检测。病理医生通过显微镜对样本进行观察，如果可以观察到癌变细胞，则可确定癌症的分级和严重程度，即Gleason评分，分值从6到10。医生也可进行前列腺直肠指检（DRE）以提供额外的信息。

多数前列腺癌患者不会出现任何症状，特别是癌症早期的时候。癌症扩散后，开始向淋巴结及骨骼转移，这时候可能会出现骨骼疼痛，特别是盆腔和臀部的疼痛，这些症状应引起重视。虽说有可能是肌肉拉伤，但仍有可能是癌症进展的表现。

噩耗

这次Ted去看泌尿科医生，候诊室的人没那么多了，他等了几分钟就被叫进诊室。医生再次强调了病情，即癌症在9个月前接受活检时已经出现扩散。他需要马上做进一步的检查，以便明确病情。Ted 什么都没问，因为他对自己忽视癌症的做法感到紧张和害怕。当天下午他再次做了前列腺活检和抽血化验，并预约了第二天的骨组织扫描检查。

回到家后，他告诉了 Joan 发生的一切，向 Joan 倾诉自己实在是太傻了。Joan 很震惊，也对 Ted 没早把事情告诉她感到生气。但 Joan 一贯都很务实，她告诉 Ted 一定要了解现在的病情如何，并且确保 Ted 不会错过接下来的治疗。

骨组织扫描检查进行得很顺利，Ted 需从他的医生那里获取结果。刚一到家，他就收到了泌尿科诊室发来的信息，告知他在这周末来就诊，并获取检查结果。这一次他决定和 Joan 一起去。

Katz 医生的解释

Ted 第一次接受活检到现在 9 个月了，于是医生建议再进行一次检查，以确保得到精确的结果。进行骨组织扫描是为了确定癌症是否已扩散至骨骼。若活检结果表明癌症仅处于早期，则不需要进行骨组织检查；但若癌症扩散后，骨扫描就不可或缺了，因为癌症的治疗方法将会有所不同。

通常和亲人朋友一起去看医生是个好选择，尤其是当你希望知道检查结果，而又担心患上了癌症的时候更是如此。大多数患者听到医生说“你得了癌症”后，都会非常吃惊，无法再继续听医生讲下去，这个时候如果有人陪你来，就会帮你记下来医生所说的，这样你也可以回顾医生的嘱托。同时，每个人的对医嘱的关注点不同，如果有人帮助记录，则可以确保医嘱的准确性。

计划

来到泌尿科的诊所，Joan 感到很紧张，而 Ted 却十分平静，毕竟他早就知道自己患病的事情了。但对 Joan 来说这一些才刚刚开始。Ted 已不再感到窘迫，而是一种愧疚感，他后悔自己当初没有告诉 Joan。Joan 对此感到很难受，这让 Ted 难以原谅自己，他应该为这一切负责。

等了一会儿，他们被叫入诊室。医生再一次强调了事实：Ted 患有晚期前列腺癌并已发生骨转移，而他臀部的疼痛就是扩散的结果。由于癌症的扩散，手术和放疗将不再适合治疗。他需要通过吃药来耗竭体内的雄激素来进行治疗。

Ted 发现 Joan 的情绪波动很大。他不敢去看 Joan，但能强烈感觉到她的身体很紧张，手在不停地颤抖。Joan 想问医生一个问题，但医生却打断了她："我的护士会解释一切细节。你需要吃一些药，我今天会给你打一针。从今天起，每 3 个月你需要来做一次检查。"说完这些，医生带他们来到了检查室。

不一会儿，一位护士敲门进来。Ted 仍然没有说什么，而 Joan 竟小声哭了出来。这对她来说的确是个打击，Ted 本想安慰她，但也怕自己控制不了感情，他也不知道该怎么办了。护士看到后，立即拿了些纸巾递给 Joan。这位护士静静地坐在旁边，等待 Joan 擦干眼泪。约 10 分钟后，她才开始告诉他们之后需要怎么做。她温柔地做着解释，让 Joan 感到很平静。Ted 的脑子里却思绪连篇："得了这种病意味着什么？这种事情怎么会在我身上发生？"护士告诉 Ted 他需要整一个月服用特定的药物，以阻断体内雄激素的供应；Ted 今天还需要打一针，药效可以持续 3 个月之久；今后 Ted 每 3 个月要进行一次检查，以检测体内 PSA 有没有下降。

护士柔和的声音和耐心的解释平定了 Ted 的思绪。他让护士重复了一些内容。他决定从护士那里要来处方，回家的时候去趟药店买药。之后护士谈了一些注射的副作用，而 Ted 忍不住在胡思乱想。Joan 则全神贯注地听着，Ted 胡乱的思想让他根本听不下去。护士给他打了一针，有点疼。不过无论如何，他们有了治疗计划。

Katz 的解释

像 Ted 这样的情况，当前列腺癌大范围扩散时采用放疗和手术治疗将不再适合。当癌症扩散后，最为有效的治疗方法就是耗竭体内的睾酮，断绝癌细胞的营养供应。有两种方法，其一是手术切除睾丸，称为手术去势，这是过去耗竭睾酮唯一的方法。大约 20 年前，研制出了一种新的药物，可阻断大脑促睾丸产生激素的信号轴。这种药物称为黄体生成素释放激素拮抗剂，每 1～6 个月给药 1 次。有些人管这种药物疗法称为“激素治疗”，但不够准确。更为准确的叫法则是**雄性激素阻断疗法**，这是因为这种药物耗竭体内及癌细胞内的一种雄性激素——睾酮。

最初，大脑感应到体内睾酮水平较低，则促进睾丸分泌更多的睾酮，称为**反跳**（flare）。为了阻止这一过程，许多医生会开一些非固醇类雄性激素拮抗剂，在治疗的最初几周让病人服用。这类药物能阻止癌细胞吸收由反跳现象分泌的睾酮。例如 Ted，癌症已扩散到骨骼，服用这些药物则有助于减轻骨骼疼痛。

有人提到副作用吗？

Ted 回去的时候已经没有一开始去看医生时那么紧张了，也许是因为他们有了治疗计划。Joan 一言不发，Ted 也有点不敢问她怎么回事。他明白这件事对她打击很大，自己很后悔没有一开始就把事情告诉她。但庆幸的是他们有了治疗方案，一切都会好起来的。

他提醒自己到药店去买处方上的药物，这些药瓶摆放在药房的架子上。药剂师本想向 Ted 解释一下如何服用药物，但 Ted 急着想回家，就拒绝了他的好意。他只想继续自己的事情。Joan 晚饭时没有说太多话。Ted 也没有打扰她，让她静静思考，这也许更好吧，因为当她想说的时候必然会说的。直到睡觉前他们也没有开口说话。这样的事似乎从没发生过，通常他们会在关灯前聊会儿天的。

Ted 入睡后几个小时突然惊醒，因为他感觉到了一种从未体验过的感觉，就好像有人朝他泼了一盆热水。他突然从床上坐起，大口喘着气，发现 T 恤已经被汗水浸湿，皮肤像火烧火燎似的。到底发生了什么？几分钟后他又开始感到寒冷，湿乎乎的衣服让他颤抖不已。Joan 似乎在睡梦中感觉到异样，也醒了过来。“这是潮热现象，护士跟咱们说过，”她小声说，“你没有听护士说吗?”

经 Joan 提醒后，Ted 想起护士曾提到过这个现象，正好是他当时听不下去的时候说的。她还说其他什么了？Ted 下床去换了一件干的 T 恤。回来后，他才发现自己的床单也又潮又冷，而 Joan 又睡熟了。于是他下楼去了客厅，盖了个毯子，睡在了沙发上。

要点提示

- 多数患者选择穿轻薄的衣服，可减少出汗。
- 卧室里安有吊扇可缓解潮热，但停止出汗后，应及时关掉吊扇以防感冒。
- 也可在床上铺些毛巾，当毛巾被汗水浸湿后，可及时拿掉，而不需更换床单。
- 服用药物可控制潮热，如果潮热严重的话可以向医生寻求帮助。

Katz 医生的解释

潮热是这些药物常见的副作用之一，在任何时候都有可能出现。发生潮热通常感觉体内有一股热浪在不断涌动，并伴随着出汗。一些患者感到他们的脸、脖子及胸部会同时变红。这些若在晚上发生，会出更多汗，称为盗汗。

身体的变化

Ted 终于习惯了潮热症状，Joan 有时提到更年期时遭遇的痛苦，Ted 还会嘲笑她一下。他还高兴地发现臀部的疼痛已完全消失。他一直是个积极乐观的人。提前退休后，他就常常在夏天去爬山和打高尔夫球，并乐在其中。但这段日子太疲惫了，令人很沮丧。他一直疲惫不堪，都不像原来的自己了。

自上次注射有 5 周了。上个月他的体重增加了 6 磅，好像感到身体变得柔软起来，可照镜子却没有发现什么不同。潮热在晚上更严重，由于睡眠质量不高，他非常恼火。他常常在客厅睡觉，原因是他不想打扰 Joan，而每次潮热醒了后又睡不着，所以他就选择睡在沙发上。慢慢地，Joan 也有点怀念 Ted 在她身边睡觉的时候了。

但是有件事比潮热更让他烦恼万分。第一次注射后，他与 Joan 没有过任何肌肤接触。他没有意识到什么，但 Joan 却很在意并开始抱怨。他们过去的生活一直是充满感情的，他们的朋友也对此很羡慕。结婚 35 年了，但他们仍然在散步的时候手牵着手，并常常向对方献去热吻。尽管房事减少，但他仍然喜欢抚摸 Joan，而大多数时候会让 Joan 感到出其不意的惊喜。但自从上次注射后，他一点也没有想过性生活，而当 Joan 提醒他们已经很久没有互相亲吻和抚摸时，他才意识到这个事实。

Katz 医生的解释

体内缺乏睾酮会出现很多副作用，其一就是性欲减退或消失。这对多数患者来说是陌生的，而且不知道如何去解决。患者为此感到很困惑，这也会影响到生活的方方面面。患者会感到失去了对配偶的性冲动，也感到生活中缺少了什么东西。他们不会再被街上走过的性感美女所吸引。在治疗前，由于性欲他们时不时会想到伴侣，但现在这些不再发生了。只有 10%的患者在治疗期间还能维持性欲。

性欲减退不容易被常人所理解。这不是说男性无视伴侣的存在，而是他根本就想不到这方面，既无性感受也无性欲。随着性欲减退，睾酮减少也会导致勃起障碍。但大部分患者都不会意识到这个问题，因为他们根本想不到性行为。

要点提示

- 不要因性欲减退而责备自己，这仅仅是由药物引起的，与自身无关。
- 如果这对伴侣造成困扰，可能需要想办法满足伴侣肉体上的一些需求。
- 其中一个办法就是在播放晚间新闻或睡前提醒自己亲吻和抚摸对方。虽然没有性冲动，但仍应努力做回原来的自己。
- 伴侣可能应主动进行抚慰，即便对方并不主动。

事实上解决性欲减退没什么好方法。大部分患者不会主动去抚摸伴侣，因此对方可能会变得主动；如果原来男性常常处于主动，那么这对其伴侣将会是一种挑战。但有时伴侣也不会因对方性欲减退而感到不安，在这种无性生活的日子里，也会感到很自然。

把问题说出来

Ted 继续隔 3 个月进行一次药物注射。每次去看泌尿科医生时，都会碰到那位护士。每次与医生的交谈都很短，最多两三分钟，很多问题难以启齿。雄激素阻断疗法对 Ted 很有效，医生对此很满意，除此之外医生什么也没说。Ted 对此很沮丧（因为他什么有用的建议也没得到），就像 Joan 说的，那位护士才真能帮助自己。

注射治疗一年后，他鼓起勇气询问护士性欲减退的问题。虽说 Joan 很久前就让他问，但他有时给忘了，有时又因为感到尴尬而不敢张口。护士对他的问题很感兴趣，十分认真地倾听 Ted 讲述自己出现性欲减退并无法正常勃起，这些问题之前从来也没有出现过。“对于接受雄激素阻断疗法的患者来说，这些现象都很正常，第一次见面时我跟你说过，不过可能你没有记住，毕竟第一次听我讲这么多东西肯定不容易记住。”

护士对 Ted 所提到的有关性生活的问题非常了解，Ted 也愿意听她进行解释。她向 Ted 解释缺乏睾酮会影响性生活，并鼓励 Ted 问任何相关的问题，还另外告诉了 Ted 很多有用的信息。他不仅知道了性欲减退的原因，也对其他可能的副作用有了了解。他很惊讶地得知，随着时间的推移，射精次数也会减少，甚至消失。他的朋友给了他一些促进勃起的药物，但他感到遗憾的是这些药物并不能帮助他。他对性生活失去了兴趣，但对Joan该怎么办？

Katz医生的解释

由于睾酮减少而阻碍精子生成，患者不仅失去性欲，也不再射精。随着时间的推移，睾酮的缺乏也会改变阴茎的肌肉和弹性纤维的结构。这将导致静脉漏。阴茎的海绵体在勃起时会充满血液，而静脉漏使之无法贮存血液，因此也就不能维持勃起。也就是说Viagra、Cialis、Levitra等药物将不会有任何帮助，因为它们的作用都是阻止血液从阴茎的海绵体流出。如果血液不能保留在海绵体内，患者也就无法勃起。因此，对接受雄激素阻断疗法的患者来说，解决无法勃起的方法包括阴茎注射和阴茎移植。但对大多数患者来说，即使丧失性欲，他们也不考虑使用这些治疗方法。

身体的战争

几个月过去了，Ted常常感到疲倦，平生第一次开始午睡。虽说午睡并不能解乏，但他也不知道有什么更好的办法了。潮热依然很严重，但至少他知道如何处理。他在房间里很少穿着外衣，也戒掉了喝热酒的习惯。他和Joan花了不少时间讨论有关他们的性生活的改变，他们也都对没有了性生活很失望。他虽努力想着去拥抱Joan，但其实如果Joan没有先去拥抱他，Ted自己也想不起来这么做。

另外有一件让Ted颇为烦恼的事，就是他的身体发生了改变。他的臀部长出了脂肪圈，甚至连胸部都开始发育！这些都令人无比尴尬。他开始讨厌衣服紧贴着身体，因此在出门时他只选择宽松的衣物，而这些衣物会导致体温变化和潮热。他也曾尝试去健身房锻炼身体，但效果并不明显。Ted 的皮肤也变得很柔软，连胡子都不怎么长了。Joan 有时开玩笑说 Ted 就像自己的妹妹一样，Ted 嘴上虽笑笑，但其实内心很痛苦。

要点提示

- 即使运动不能控制体重或阻止肌肉力量减少，也要坚持进行锻炼，因为它有益于心脏和骨骼。
- 要健康饮食并戒烟，饮食不合理、尼古丁等会使病情更糟。

Katz 医生的解释

Ted 遇到了雄激素阻断疗法引发的各种典型副作用。他的腹部和臀部脂肪开始堆积，使体重增加。乳房也开始发育，称为男性乳房发育。这的确是很痛苦的，一些患者会接受放疗来阻止乳房发育。同时，患者的肌肉和力量也会减少，再加上体重增加，的确很愁人。

面对这些的最大挑战则是加强锻炼也起不到太大作用。但锻炼仍然很重要，因为长期接受这种治疗有可能引发糖尿病及骨质疏松。治疗的其他副作用还包括注意力难以集中及失眠等。出现任何新的症状都需要告诉医生。一些医生建议接受此治疗的患者需要在治疗前做一次骨扫描，之后每 2 年复查一次。

放弃和希望

18 个月后，事情仍然没什么进展。尽管每天锻炼并适当节食，Ted 还是胖了 15 磅。同时他也愈发健忘，这也会导致他和 Joan 发生争吵。他很郁闷经常忘记 Joan 提醒自己的事情。因此他曾和 Joan 发生很激烈的冲突。

他体内的 PSA 水平仍然很低，但他不再因为臀部疼痛而心烦。治疗后他又接受了一次骨组织扫描，没有发现疾病继续恶化，Ted很是高兴。但只要一照镜子，他不敢看自己，想赶紧闭上眼睛。因为自己变了很多，长得就像Michelin先生一样。Joan有时劝他忍一忍，可他什么都能忍，就忍不了自己现在的样子。他看起来就像一堆棉花似的。

体检时，他询问家庭医生对此该如何是好。Bryant医生也备感同情，并建议Ted注意饮食和锻炼，但Ted也强调自己的确一直都在坚持做着这些。Bryant医生向Ted安慰他逐渐学习关于这方面的知识，并让他月底来取自己的血液检查结果。

月底他来复诊，医生告诉他胆固醇水平已得到控制，PSA水平也保持在低水平，对此Ted很高兴。Bryant医生还告诉他，在一篇关于雄激素阻断疗法的文章中，一些医生提到了间歇性治疗。也就是说如果患者的PSA水平很低，可以暂时停止雄激素阻断疗法，可以停药数月。如果PSA水平开始回升，就要继续接受治疗。Ted很激动，这方法对自己可能有效！Bryant医生答应Ted与泌尿科医生一起讨论这个方案。这么长时间以来，Ted第一次满怀希望地回到了家。

Katz医生的解释

Ted接受雄性激素阻断疗法已经超过1年。体内PSA水平降低及臀部骨肿瘤得到控制，据此可确定癌症对治疗很敏感。Ted之前一直接受这治疗，也经历了各种副作用。现在有另外一种选择——间歇性治疗：当PSA水平很低时则可停止雄激素阻断疗法，一旦PSA回升，就恢复治疗。虽说我们不清楚到底哪种方法更好，但现在许多泌尿科医生开始向患者推荐间歇性疗法，毕竟患者停药后会让他们感到好多了。有的医生赞成，但有的人仍然表示怀疑。

要点提示

- 向自己的医生提及这种治疗方式。随着治疗相关研究结果的不断更新和发表，前列腺癌的治疗方法也在改变。
- 让家庭医生对你的病情持续进行监测；他对你很了解，在治疗中会是很好的助手，即可为你提供有用的信息，也可代替你向专科医生提出建议或寻求帮助。

改变

下次 Ted 去看泌尿科医生时，也带上了 Joan。她并不是每次都跟去，因为每次复诊都很快，跟着去了也帮不到什么。但这一次 Joan 提前做了准备，她把要问的问题罗列在了纸上，要好好问个清楚。

这位医生告诉他们自己和 Bryant 医生通过电话。如果 Ted 的确非常想接受间歇性治疗，他乐意停止进行注射并观察接下来的状况。他也解释了这样做的风险——骨转移癌可能会复发，PSA 水平也可能会回升——但他理解注射治疗所带来的困扰。Ted 因此感到十分解脱。Joan 攥着那张纸，也开心地笑着。他们手牵手离开了诊所，对未来充满了希望。

（刘振华译　武思文校）

第四章

勃起功能障碍

我感觉不再像一个男人

勃起功能障碍是肿瘤治疗后的常见问题，会给男性患者及其伴侣造成较大的痛苦。对于多数男性来说，具备正常的勃起功能是非常重要的。勃起功能是男性气质的象征，当出现勃起功能障碍问题时，即使别人并不知道真实的情况，多数男性心理上也会感觉非常羞愧。

勃起功能丧失也是前列腺癌手术后的常见并发症。尽管手术技术不断改进，患者术后出现勃起功能障碍还是非常常见的。这将让患者感觉很痛苦，甚至影响了与性伴侣的关系。

在这一章中，你将会认识 Brian，一位 52 岁的前列腺癌患者。尽管他很年轻，手术也非常成功，但他在手术后一年出现了勃起功能障碍，他感到非常沮丧和生气。

从 Brian 的故事中，你将会学到：

- 前列腺癌手术是如何影响勃起功能的？
- 怎样做才能减少对勃起相关组织的破坏？
- 夫妻双方如何通过其他方式取悦对方？

Brian 的故事

Brian 一直认为他这一生注定会得前列腺癌。因为他的父亲在 60 多岁的时候被诊断为前列腺癌，而且他 60 岁的哥哥 2 年前也被诊断为前列腺癌。由于父亲患有此病，Brian 的家庭医生建议他从 40 岁开始，每年定期复查前列腺特异性抗原（prostate specific antigen，PSA）和直肠指检。他知道这些检查的意义是什么，所以每年他都常规去医院进行体格检查和化验。在最初的几年里，每次去见医生的前一周和后一周，他都感觉非常焦虑，经常难以入睡，担心会出现不好的结果。然而年复一年，一切都很正常，医生说他的 PSA 水平一直保持在正常范围内。

在他 50 岁那年，他第一次对体检不再感到焦虑。他和妻子 Ginny 决定一起旅行来庆祝他的 50 岁生日，而平日的工作实在太忙了。在他去化验室抽血后，便匆忙地离开诊所去购物了。当他 1 周以后去见他的家庭医生时，他被告知 PSA 水平出现小幅的增长，医生建议他做前列腺穿刺活检，他感到非常震惊。为什么会在这个时候出现这种情况呢?

Katz 医生的解释

尽管我们对肿瘤遗传学的研究并不完全，但我们对它的了解也越来越多。研究认为，如果一位男性的一位一级亲属（父亲或兄弟）患前列腺癌，他将来患前列腺癌的风险会加倍。如果有两位一级亲属患前列腺癌，则他将来患前列腺癌的风险会更高。像 Brian 一样有前列腺癌家族史的患者，建议其在 40 岁时就开始进行 PSA 筛查，或者在比其亲属诊断前列腺癌早 5 年的时候开始筛查。

PSA检测是前列腺癌的筛查性检查，由于还没有证据支持PSA检测能够挽救前列腺癌患者的生命，所以该检查的使用仍然存在着争议。PSA检测可以提示我们是否为患者提供进一步检查，包括前列腺穿刺活检，该检查为有创性，有出血和感染的风险。前列腺癌并不是一种致死风险极高的肿瘤，大部分诊断为前列腺癌的患者并没有死于该疾病。但前列腺癌的治疗会对患者的生活质量造成明显的影响，所以对于前列腺癌是否需要治疗存在一些争议。然而，大多数人还是接受了PSA检测，认为PSA检测挽救了他们的生命。

检测开始

当Brian听到医生的建议时，感到很震惊，也感觉有一些疑惑。为什么会出现这种情况呢？他和夫人正准备周末去旅行，他还有很多事情要去做。他现在真的不想处理这个问题，但是他又不能够带着这个问题离开。医生告诉他可以等到度假后再行穿刺活检，而且他的前列腺目前并没有表现出明显的问题，只是为了谨慎起见而要做相应的检查。

当Brian驾车离开诊所的时候，他给Ginny打了个电话，告诉她刚刚发生的一切。Ginny则表现得更理智一些，她很快就让Brian平静了下来。作为一名护士，在长期的职业工作中，她经历过各种各样的事情，具备了客观分析各种事情的能力。她冷静地向Brian复述了家庭医生的话，不久，Brian就感觉好多了，继续回去工作。

周末，他们开始了期待已久的旅行。Brian甚至在他们登机返航之前，都尽量不去想检查的结果，快乐的旅行让他忘记了摆在面前的问题。当他们回到家的时候，Brian收到了家庭医生的通知，他被预约在下周五去见泌尿外科医生。看到这个消息，他马上感到焦虑起来，Ginny 的话再次让他平静下来。她告诉 Brian，无论如何，她都会和 Brian 一起去见医生。Brian 的心情放松下来，伸手抱住 Ginny，没有什么比这更能安慰他的了。

周五很快就到了。Ginny 到办公室来接 Brian，一起开车前往位于城市另一边的泌尿外科医生的办公室。Ginny 开始谈论一些其他的话题，但很快就停止了，因为她看出 Brian 非常紧张，对她的冷幽默并不感兴趣。还好，他们并没有等太长的时间，就被带入一个较大的检查室。不久，传来轻轻的敲门声，一位体型偏瘦、带有爱尔兰口音的医生进入了房间。Manley 医生做了自我介绍后，便坐在了房屋角落的电脑桌前。

“嗯……”Manley 医生轻声说道，“我看到你的检查报告提示 PSA 较去年有一些升高，但这并不代表一定会有问题，让我们先来做一些检查。”Manley 医生又看看 Ginny：“您最好在等候室等待，如果有需要，我会去叫你的。”Ginny 对自己被驱逐出检查室感觉有一些惊讶，但她还是无声地离开了房间。当 Ginny 向门口走去的时候，看了一眼 Brian，他的脸色有些苍白，表情凝重，看起来像要哭了一样。

5 分钟后，Brian 也来到了等候室，他的脸色还是有一些苍白，但是出现了两点红晕。他小声质问 Ginny：“你为什么那么早就离开了?”Ginny 小声回答道：“我有选择的余地吗? 他好像马上就要把我扔出来一样。”Brian 没有回答，走到接待处等候接待处的小姐打完电话。小姐递给他一张纸，他把纸张塞进夹克兜里后，便向门口走去。Ginny 不得不赶快跑上去跟着他。Brian在车中没有说一句话，Ginny 明白此时最好不要逼他说话。当他们在楼前下车时，Brian 开口了：“我需要做一次穿刺活检，医生在我的前列腺上摸到了什么，我肯定那就是肿瘤。”

Katz 医生的解释

PSA 升高经常会提示医生需要进一步进行前列腺穿刺活检。穿刺活检并不是急不可待的，所以 Brian 和 Ginny 的旅行并不会改变什么。泌尿外科医生觉得 Brian 的前列腺有问题，与家庭医生的看法不一致，这种情况很常见。直肠指检是一种带有主观感觉的检查手段，结果与谁来做检查、检查者的技术、对前列腺癌的治疗观念均有关。

灾难来了

第 2 周，Brian 接受了穿刺活检。在检查前的日子里，他感到非常紧张，睡眠很少。他必须要服用抗生素，这让他的胃很不舒服。他感觉很有压力，而且非常不高兴。Ginny 则坚持要请假陪他去医院。他什么也没有说，但 Ginny 能够看出，他希望她陪在身边。

Ginny 不被允许在操作时陪在 Brian 身边，但她可以陪 Brian 在检查室等候。他们手牵着手，并没有说太多话，直到护士进来要求 Ginny 离开检查室。20 分钟后，护士到等候室通知她，Brian 的检查已经做完，正在穿衣服。并且嘱咐说 Brian 需要停留在医院观察 15 分钟，以确保没有持续性的出血。不久，Brian 走进了等候室，检查已经结束，他看起来放松多了，但是有一些憔悴。Ginny 问他是否吃过早饭，他无精打采地摇了摇头。Ginny从她的手提袋中翻出了一个燕麦卷，虽然有些被压扁，但仍然是完整地放在包装袋内。Brian 从她的手中拿过燕麦卷，快速地把它吃掉。15 分钟到了，Brian 去了趟卫生间，看看是否还有出血。所幸的是基本上没有出血了，他可以离开了。

一周后，他们又回到医院来查看活检的结果。对于他们来说，这一周过得非常艰难，Brian 不能很好地睡觉，感觉极其焦虑。他不愿意或者也许是不能够和 Ginny 谈论活检的话题，这让 Ginny

感觉很无助。作为一名护士，她已经习惯于解决各种事情和对待各种病人，但是她并不知道如何才能舒缓 Brian 的焦虑状态。

那位泌尿外科医生来到他们等候的检查室，直截了当地说："我想你已被确诊患有前列腺癌，肿瘤体积不大，属于低危，但需要把它从你的体内去除。我把检查结果的复印件给你，你可以花一些时间考虑你需要选择什么样的治疗方式。我的护士也会给你提供一些阅读材料和网址，可能会对你有所帮助。不需要太着急，但你需要做一个选择。有问题吗?"

Ginny 和 Brian 突然感觉屋子内的空气好像被吸干了。他们都不知所措地站在那里摇头。泌尿外科医生握了握他们的手，便匆匆离开了。Ginny 甚至不敢去看 Brian 的脸，她害怕看到他的脸，也害怕 Brian 看到她的脸。幸好，这个时候护士进来了，手里拿着一个大的白色信封，她把信封交给 Ginny，询问她是否还有什么别的问题，然后递给他们一张卡片，上面写着下次预约见泌尿外科医生的时间。Brian 和 Ginny 被留在房间里，没有说话，不知所措。

要点提示

- 一定要找一个人陪你去取检查结果，你并不知道你的反应如何，即使你已经预想到了最坏的结果。
- 确定与医生预约见面的时间，最好在一周之内，讨论检查的结果，询问一些问题。

Katz 医生的解释

对于任何人来说，当听到"你已被确诊患有癌症"时都会感到非常震惊，即使你对这个结果有一定的心理准备。Ginny 和 Brian 的反应是正常的，而且我们知道，在听完这种话后，人们往往很难听进去别的话了。泌尿外科医生在告知 Brian 患有前列腺癌后，并没有给他们太多时间去思考或反应。然而，他也没有告知他太多额外的信息。这样做有好处，也有坏处。护士在交给他们相关资料的信封后，也没有花太多时间陪他们。

快速的决定

回家的路上，Ginny 和 Brian 在车上没有说太多话。晚上，Ginny 问 Brian 是否要看看护士给他的资料。Brian 愤怒地说："Ginny，这是一个自由的世界，任何人都可以阅读这些垃圾。" Ginny 注视着他说："Brian，在这里，我不是你的敌人，我们必须共同去面对一切。" 当 Ginny 的话一字一句从嘴中说出来的时候，Brian 的脸上开始皱起了眉头："Gin，我知道，非常抱歉，我只是太害怕了。"

Ginny 用自己的双臂揽住他："我知道你很害怕，我也一样。但是我们可以共同面对这一切。也许不是今天，但你应该尽快阅读那些材料，然后做出自己的决定。" Brian 点点头，又用自己的双臂抱住她。Ginny 说得对，他必须自己做出决定。

晚些时候，Brian 打电话给他的哥哥，他的哥哥在两年前因为前列腺癌接受了手术治疗。哥哥对 Brian 提出的建议非常坚决："做手术，把前列腺连同肿瘤从体内取出来，一切就结束了。" Brian 和哥哥以前并不是非常亲近，所以他也没有再问太多问题。"太倒霉了，" 哥哥说，"先是爸爸，然后是我，现在又轮到你，我想一定是基因在作怪。" Brian 想知道为什么哥哥并没有表现出同情怜悯之情，但这都已经过去，他必须要面对的是以后的事情。

当天晚上，Brian 打开了护士交给他的资料。这都是一些制作精美的小册子，翻阅了一遍，似乎都在说明一个问题：治疗方法的选择因人而异，应该与医生进行交流。Ginny 也在早些时候翻阅了资料，尽管她是一名护士，但仍然对小册子中缺少明确的方向而感到迷惑。

"我已经决定了，" Brian 宣布，"我将要去做手术，我不想再讨论了，我只接受这个。" Ginny 对他的脾气很了解，一旦做出了决定，就很难更改。而 Ginny 则与 Brian 不同，是另外一种风格，她愿意与别人交流，在网上查询相关的信息。至少 Brian 已经做出了决定，现在他们可以制订计划，继续前进了。

要点提示

- 花一些时间来做出治疗方式的选择。
- 考虑所有的治疗方式，尽可能多地阅读相关资料。
- 咨询其他前列腺癌患者的时候要慎重，因为你并不知道他们的前列腺癌是什么情况，也许与你的分期完全不同。
- 只有你自己能够决定你能够接受哪一种治疗方式的副作用。

Katz 医生的解释

前列腺癌治疗方式的选择是非常困难的。手术和放疗可以同样达到根治性治疗的效果。但每一种治疗方式都存在一些明显的副作用。这些副作用会影响患者的生活质量，也只有患者自己能够决定他能够接受哪一种副作用对其生活的影响。手术治疗后的主要副作用是尿失禁（不能够控制排尿）和勃起功能障碍。这些问题可能会慢慢改善，但这并不能确定。放疗后的患者可能会出现频繁的尿急和尿痛，也会出现一些直肠刺激症状，导致腹泻和疼痛。这些症状通常会在一段时间后缓解，但也许会持续很长的时间。勃起功能障碍经常在放疗结束后 1～2 年的时间出现。

对于治疗方式的选择，要多花一些时间去考虑。现如今大多数的前列腺癌在诊断时均为早期，而且由于前列腺癌生长较慢，所以可以不要急于做出决定。然而，一些患者在诊断时已成为进展期或晚期前列腺癌，他们可能就没有其他的治疗方式可以选择。

有使命感的男人

一旦 Brian 做出了一个决定，他就变成了一个有使命感的男人。他打电话给泌尿外科医生的办公室，并坚持要在第二天见医生。在一周内，他完成了所有手术前所必须的检查。就在他被诊断为前列腺癌的 2 周后，Brian 在麻醉下接受了手术治疗。术后他在医院住了 2 天，大部分时间都是在睡觉。他很渴望能够早点回家，而且他的夫人是一名护士，所以他向医生要求早些出院。在家中的头几天，他感到非常不好度过，因为尿管的刺激，他很不舒服，所以他经常会发脾气。Ginny 则很少说话，不与他争吵。一周后，他的情绪好多了，当尿管被拔出后，他感到非常高兴。

恢复的日子对于 Brian 来说很漫长。他请了 6 个星期的假，但在第 3 周后，他就感到很厌倦了。他曾经认为整天待在家里看电视是一件美好的事情，但他这时才发现，白天的电视节目确实不太吸引人。Brian 以前就不是一个喜欢阅读书籍的人，所以他一点也没有看 Ginny 为他从图书馆借来的书。时间过得很慢，在第 4 周的时候，Brian 就决定准备去上班了。与公司老板商量后，公司欢迎他能够这么早就回来工作，开始让他每天工作 2 个小时，再逐渐增加到正常的工作时间量。他的工作并不繁重，但还是需要花些力气。在最初的几天，他感到有些力不从心，他有些后悔这么早就回来工作了。

第 6 周的检查

一旦坐在泌尿外科医生的办公室里，Brian 就会感到心情紧张，手心出汗。Ginny 陪着他一起静静坐着，等着通知重要的消息——手术的病理结果。50 分钟后，泌尿外科医生来到了检查室。

“早上好，Brian。”泌尿外科医生边走边说，他手中拿着一些纸，当他坐下的时候，快速地阅读了纸张的内容，然后说道，“手术的结果非常好，病理结果告诉我们，肿瘤没有残留，你控制膀胱的能力如何？好吗？”Brian 没有立即回答，他仍在考虑着病理结果，他也不太清楚如何去回答关于膀胱的问题。工作的时候，他经常会出现漏尿，为了不在众人面前出丑，他不得不佩戴尿布。

“我的护士将用一点时间与你谈谈如何恢复勃起功能，”医生继续说，“我认为问题不大，因为我为你保留了性神经，但是她还会有一些话向你交代。”泌尿外科医生在挥手再见后离开。Ginny 和 Brian 互相看了看对方，难道他们不好的运气已经被改变？听起来好像一切都很顺利，但他们没有太多的时间与医生探讨。

几分钟后，护士进来了，手中又带了些资料。她边坐下来边说：“让我们先从你的阴茎功能康复内容开始，我相信你已经阅读了上次给你的资料，这里还有一些问题需要提醒你。你需要每天在睡觉前服用小剂量的万艾可（西地那非）。如果一段时间后你的勃起功能还没有恢复，我们就要考虑其他的方法了。这是药物的处方，今晚你就可以开始服用药物了，有问题吗？”Ginny 和 Brian 再一次摇了摇头，他们确实有很多问题，但所有问题似乎都出现得很突然。Brian 后悔自己已经忘记了上一份资料的内容，过去几周的事情已经开始变得模糊，但看来现在又有其他的问题需要担忧了，到底什么时候才是尽头呢？

Katz 医生的解释

前列腺癌术后早期服用药物可以最大限度地帮助勃起功能的恢复，我们称之为阴茎功能康复。尽管施行保留性神经的手术，术中操作还是会导致神经休克。这不仅会导致患者性交时勃起功能障碍，也会导致患者在睡眠中 3～6 次的正常勃起消失。这种非性活动的阴茎勃起可以帮助阴茎组织获得滋养和氧气供应。没有这种形式的勃起，阴茎组织就会慢慢的发生变化，导致正常勃起功能恢复的可能性更小，也会影响阴茎对药物治疗的效果，常用的药物包括万艾可（西地那非）、希爱力（tadalafil）和艾力达（vardenafil）。

要点提示

- 询问你的手术医生：你所接受的手术是否为保留性神经的手术？每侧性神经被保留了多少？如果保留的性神经少于50%，你将会预测到将来可能会出现勃起功能障碍问题。
- 询问医生关于阴茎功能康复的计划，如果你的医生不按常规做该项治疗，则可以咨询男科专家，以获得专业的和必要的指导。

一种阴茎功能康复的方法是保证患者每周有2～3次的阴茎勃起，可以通过自我刺激或配偶刺激来实现。如果患者对性刺激没有反应，则可以使用阴茎自我注射装置，每周2～3次，以保证血流能够进入到阴茎内。另外一种方式为每晚服用小剂量的万艾可或艾力达（希爱力在血液循环中的作用时间为36小时，所以服用方式为隔晚一次）。在该治疗方案中，推荐患者每周规律地至少出现2次阴茎勃起。

并不是所有医生都把阴茎功能康复作为患者治疗的一部分，但是寻找方式促进勃起功能的恢复是非常重要的。因为如果患者4个月都没有规律的阴茎勃起，对阴茎组织的破坏无疑是巨大的，以至于患者以后自发性勃起功能将不可能再恢复。

几个月过去了

从那以后，一切都很快地恢复了正常。Brian已开始正常的工作，而且 3 个月内，他便停止了漏尿和佩戴尿布。漏尿停止后，他又多戴了一段时间尿布，因为他害怕在别人面前出丑。他的精力也基本恢复正常，除了肚子上的瘢痕，他很喜欢现在的自己。几个月过去了，不久就到了术后 1 年的日子。

唯一没有恢复正常的是他的勃起功能，12 个月过去了，依然如此。这对 Brian 的困扰比他想象的要大。他常常以此开玩笑，Ginny 的反应就好像他真的是在开玩笑。Ginny 能够看出 Brian 很受困扰，但她不知道如何去说。

Brian 每天晚上都要吃万艾可，但似乎反应很小。他已经阅读了几个月前护士给的资料，而且多次使用了阴茎自我注射的方法。当洗澡的时候，Brian 注意到阴茎在他的触摸下确实有一点增粗，但仅仅是一点。另外一件让他感到担忧的事情是，他的阴茎似乎开始萎缩变小。有时候他的阴茎好像要跑到肚子里去似的，就像他在冷水里游泳一样。Ginny 注意到 Brian 现在总是穿着睡衣睡觉，以前他不这样。Ginny 问过他一次穿睡衣的原因，Brian 的回答是因为他感觉冷。Ginny 以后就再也没有问过。

Brian 每 3 个月都要去见他的泌尿外科医生，但从来没有提出过勃起功能的问题。护士曾在接待台后向他打招呼，但他从未再与护士说话。泌尿外科医生又给他开了一张万艾可的处方，他继续保持每晚吃一片，但似乎还是没有作用。手术一年后，他来到家庭医生那里，进行每年常规的体格检查。Cummings 医生的年龄与 Brian 相仿，做事非常认真仔细。他询问了 Brian 术后的恢复情况，当 Brian 说他的勃起功能还没有恢复的时候，Cummings 医生感到非常惊讶，他说："这太奇怪了，我会带你去见一位我的同事，她对这方面的研究比较专业，也许会提供你一些帮助。"

Katz 医生的解释

前列腺癌术后勃起功能的恢复需要 18～24 个月的时间，很多患者在恢复前都感到非常沮丧。患者应该对这段时间的长度有心理的预期。很多患者认为勃起功能障碍的药物治疗能够起效，但事实上是只有 50%的患者服药后会有效果，主要是取决于手术中性神经保留的情况。有的患者不得不考虑一些有创性或机械性方法，如真空泵、尿道内药物植入或阴茎自我注射。

前列腺癌根治术后阴茎变短也非常常见，许多患者术前没有被告知这个问题。当他们一丝不挂地站在镜子前面的时候，会感到很震惊！在术后开始的 6 个月中，阴茎缩小得很明显，就好像要缩入体内一样。出现这种现象的原因是，在勃起神经恢复的过程中，其他神经将变得更加活跃，这些神经会将阴茎拉向腹腔，很像男性在冷水中出现阴茎变小的情况。随着时间的推移，性神经等逐渐恢复，牵拉神经的作用效果就逐渐变弱，所以施行保留性神经手术的患者，这种阴茎变小的现象通常是暂时的。

长期的阴茎萎缩则是由于阴茎组织缺少营养和氧气。组织萎缩是因为缺少营养，这种变化通常是永久的。人们经常认为阴茎萎缩是因为手术中去除了前列腺部的尿道，这种理解是错误的。因为术中膀胱被向下牵拉，然后与剩下的尿道被固定到盆底肌肉上，阴茎是不会被牵拉回体内的。

要点提示

- 规律地使用药物治疗，如万艾可、希爱力和艾力达，可能会预防阴茎的萎缩，但是我们还没有充足的证据证明该方法是有效的。
- 让血液、氧气及其他营养物质规律地进入到阴茎中对预防阴茎萎缩是有帮助的，所以自我或配偶性刺激是非常重要的。
- 有些人认为每周使用 3 次真空泵，可以帮助血液进入到阴茎中，可以预防阴茎萎缩。

性治疗师

一周以后，Brian 意外地接到了一位女士的电话，她自称为性治疗师，是他的家庭医生 Cummings 医生介绍她给 Brian 认识的。这位女士的声音温暖而友好，她询问 Brian 是否愿意和夫人一起来见她，讨论自己出现的问题。Brian 同意了，时间定在了周末。

Ginny 对 Brian 的预约没有事先通知她而感到有点惊讶，但她很高兴 Brian 找到了帮助。在过去的几个月，他们似乎真的被分开了，Brian 甚至都不再亲吻她。当她试着接触 Brian 的时候，Brian 马上变得紧张起来，所以她不得不停下来。如果这个治疗师可以帮忙，她当然愿意陪 Brian 一起去。

预约的那个下午，Brian 看起来非常紧张。Ginny 试着与他开玩笑，他却不高兴地说了两句，所以 Ginny 便不再说话，如鲠在喉，尽量忍着没有哭出来。敲门后不久，治疗师便打开了房门，她与他们的年龄相仿，披着褐色的短卷发，棕色的眼睛看起来很温暖，笑容大方而真诚。治疗师说："请进，请自便。"房间内摆放着 3 个壁式烛台，发出柔和的光，大厅中央是一组真皮家具。Ginny 和 Brian 坐在一个旧的，但是很舒适的沙发上，治疗师则坐在对面的扶手椅上。

"我们开始吧。" Brian 很惊讶这话先是从自己的嘴里说出来，似乎他已经迫不及待地要把自己在过去一年中的感受都表达出来。关于自己的沮丧、失落以及恐惧之情，他不间断地叙述了 20 分钟。Ginny 则安静地坐在那里，感到有些震惊，因为她现在才明白，自己只猜想到了 Brian 的一小部分痛苦。Brian 说感觉自己不再像个男人，他害怕 Ginny 会离开他，去寻找能够满足她性欲望的人。Ginny 不得不开口打断他，但被治疗师阻止。当 Brian 最终停止了谈话，治疗师才开始询问 Ginny 的想法。

Ginny 似乎不知道该从何说起。她眼含泪水，请求 Brian 相信她不会因为他没有勃起功能而离开他。为了缓解气氛，Ginny 说 Brian 的这些想法让她确实想离开，但不是为了别的男人。当 Ginny 描述自己在 Brian 手术后这一年中孤独的感受时，Brian 不敢看她。Ginny 倾诉着自己有多么的孤独，他们失去了多少亲密的接触，这是他们生命中重要的组成部分。当她说到这里，Brian 伸出双手，抓住了她的手。当 Ginny 低头看到他们紧握的双手时，眼泪夺眶而出。

Katz 医生的解释

有趣的是，让有些人与伴侣讨论性问题，会变得很困难。一些人能够开放而真诚地谈论这个问题，而一些夫妻却需要挣扎很长时间。Brian 和 Ginny 就是后一类夫妻的代表，他们由于不能够很好地沟通，造成了很多误解，为各自增加了大量的痛苦。带有目的性的谈话，并有一个专业人士在场，对解决这个问题是非常有帮助的。治疗师（也可以是社会工作者、心理医生或咨询师）能够为谈话保证一定的安全性，不至于无法控制，也能够帮助双方表达自己的感受而不被打断，而且还能够保持一个没有威胁性的环境。

当一对夫妻的正常性生活受到威胁时，Brian 和 Ginny 所表达的感受是非常常见的。Ginny 感到孤独，因为亲密的接触没有了；Brian 感到自己不再像个男人，他停止接触他的夫人，因为他认为接触会导致性交的开始，而他却不能够继续下去。

找到解决的方法

当两人的发言结束后，治疗师问了他们许多问题。她问性交在他们的生活中有怎样的意义，以及他们对 Brian 术后的变化采用了什么样的措施去调整。她还问 Brian 是否采取了一些措施来帮助自己恢复勃起功能，有没有产生效果。Brian 回答说，自己每天都要服用药物，但似乎没有什么作用，更令他沮丧的是，他看到的广告却说这是一种容易治疗的疾病。Ginny 提醒他说广告也许过度乐观，而且不针对前列腺癌手术以后的患者。治疗师笑了，这对夫妇正在说的和做的都是正确的。

治疗师询问 Brian 是否在手术以后经历过性高潮。Brian 用怀疑的眼神看着她：如果没有正常的勃起，怎么会有性高潮呢？治疗师又询问 Ginny 更喜欢哪一种性方式，Ginny 则回答说更喜欢口和手的性刺激，而阴道性交对她来说并不重要。Brian 的反应则好像是他从来没有听过这些话一样。这样，治疗师为他们提供了一些建议，两人突然看到了希望。

Katz 医生的解释

这似乎是两人第一次讨论关于性行为喜好的话题。奇怪的是，许多夫妻从来都不讨论这个问题，只是追随着对方可能的喜好、想法和做法。没有人告诉 Brian，即使没有勃起功能，也可以体验性高潮。许多男人都认为，勃起功能是性活动满意的关键，因为他们的经验是性活动是一系列步骤的组合：勃起、插入、性高潮。高潮是一种脊髓反射，它不会因为手术去除前列腺而受到影响。当刺激阴茎和睾丸的时候，大多数男性都会出现性高潮，即使当阴茎处于疲软状态。Ginny 的话也向我们揭示，很多女性达到性高潮不是通过阴茎插入，而是通过口或手的刺激。了解这些对这对夫妇来说就足够了，他们以后的性活动方式应该会改变，他们将更加关注口或手对性器官的刺激，而尽量少地关注阴茎插入过程。

要点提示

- 面对手术治疗以后性功能的改变，需要通过努力来思考解决的方法，如果你和你的伴侣能够通过其他的方式来达到性生活满意，无疑是非常重要的。
- 有些夫妻在变化的事物中会找到极大的乐趣，而有些夫妻则不善于尝试新事物，习惯于旧的生活方式。
- 看看你的社区中是否有从事性治疗、性咨询或性医学的人，专业的参考意见可能对你很有帮助。

新的旅程

Brian 和 Ginny 离开了诊所，带着治疗师的建议和对新生活的希望。他们经历了一次以往从没有过的谈话方式。他们对彼此的感情有了更加深入的了解。Ginny 更是对未来充满了希望，他们已经打开了能够更好地沟通的大门，能够一起谈论对彼此来说都非常重要。那天晚上，她精心地准备了一顿晚餐，而且还打开了一瓶他们最喜欢的红酒，也许今夜……

（胡浩译 徐涛校）

第五章

性高潮时的疼痛

感觉就像腹股沟被踢了一脚，很不爽

许多男性做过盆腔或直肠手术后，性高潮会发生变化。他们会出现多种不同的感觉，例如很难达到性高潮等。在这一章中，你会认识 Steve——一位有结肠癌家族史的男性，3 年前也被诊断为结肠癌。他随后接受了一次大手术，切除了所有的大肠。术后虽然还能勃起，但是性高潮会感到很疼。由于对这种疼痛的惧怕，他不得不尽量避免性行为。

性高潮时的疼痛并不正常，而且性高潮带给男性的快感突然使人痛苦不堪时，的确是个很大的打击。一些男性会停止性行为，但这就影响到了他与伴侣之间的关系以及自己的生活质量。还有些男性则会求助于医疗服务人员，一并讨论这一问题并进行解决。

本章最后部分，你会了解到：

- 大型腹部手术对盆底肌肉的影响。

- 出现此问题时如何寻求帮助。
- 盆底物理治疗如何缓解这一问题。

Steve 的故事

Steve，38 岁，有明确的结肠癌家族史，他母亲的兄弟姐妹几乎都诊断为结肠癌。因此医生建议他定期进行结肠检查。年轻时他还算在意，但二十出头的时候，他实在烦透了这些检查，所以有那么一两次他没有去。他妈妈好像发现了什么，于是告诉 Steve 如果他哪年没去做检查，必须如实坦白。长大后他意识到了检查的重要性，于是继续定期去做。28 岁时，Steve 遇到了 Nancy——他梦中的白雪公主。虽然 Nancy 一开始还不太同意和 Steve 交往，但最终他们还是走到了一起，6 个月后他们订婚了。

Nancy 接手了 Steve 母亲的任务，提醒他每年去做检查。他们也开始考虑要个孩子，因此对 Steve 来说，保护好身体比什么都重要。之后他们生了个女儿名叫 Amy，2 年后又有了 Liam。这样一个完美的家庭和美好的生活，让 Steve 感到无比幸福。

4 年前，Steve 恰好在三月份——他出生的那个月，接受了结肠镜检查，当他恢复知觉时，医生告诉他了这个坏消息。他们发现 Steve 的结肠中有 3 枚息肉，已做了切除以进一步检查。病理检查后，发现其中 2 枚是恶性的。Steve 和 Nancy 顿时感到天昏地暗：Steve 一直很担心这个困扰他家庭的遗传病会最终降临到他自己身上，没想到果真如此，他还是没能逃脱。他不敢告诉母亲这个噩耗，因为 Steve 的母亲是她家中唯一未患上结肠癌的人，而她也真心希望这样的噩梦能最终消散。她实在搞不懂为什么自己没有患病，但儿子却没能逃脱。当然这类问题也的确不好解答。

医生给了 Steve 两个手术方案。其一：切除部分长着息肉的结肠，缺点就是术后需要继续每年复查，并可能需要在结肠恢复过程中用结肠造瘘袋来收集粪便；其二：切除全部结肠，这样可以有效地阻止息肉的生长，也防止了结肠癌的发生。但第二种方案是个大手术，需要在小肠末端造袋并与直肠连接，从而使Steve能够正常排便，但可能每天排便次数会增加。虽然这两种方案对他来说都不如意，但他最终还是决定切除全部结肠。因为这个方案可以从根本上解决问题，并继续生活下去，对Steve来说，这样更有意义。

一个月后，Steve接受了手术。他虽知道这是个大手术，但他却并没有想到术后感觉竟如此糟糕。前几个月他做了回肠造瘘术，这样大便则可排入腹部前面的造瘘袋中。虽然他知道要这么做，但他并没有意识到会这么麻烦。Steve的妈妈说他是个幸运儿，因为他不需要进行癌症的其他辅助治疗，这多么好啊，并不像Steve的舅舅和姨妈，术后还需要进行化疗和放疗。但Steve并没有因此得到安慰，他仍然感到无比的痛苦，只想独自一人待着。之后他体内发生了感染，并进行了几周抗生素治疗。医生也意识到Steve经过治疗后并无好转，于是一个月之后他们又对他体内进行了一次详细检查，发现体内有个大脓肿，需要进行引流。术后他又在医院住了一周，这次他瘦了很多，看似弱不禁风。

Nancy和他的孩子们陪他一起度过了几个月的恢复期。Amy现在7岁了，Liam 5岁。他们很活泼，对什么问题都要问个究竟，Steve腹部的造瘘袋便成了他们的目标之一。Amy对这个袋子很感兴趣，一有机会就想摸摸那个袋子，搅动一下里面的液体，而Steve对Amy这样做感到非常害怕。Nancy心平气和地提出建议，如果他哪怕仅仅让女儿偶尔摸一次袋子，满足一下她的好奇心，Steve也许就可以慢慢接受了。Steve明白妻子的意思，但他还是接受不了那种感觉。

最后，回肠的造瘘部位进行了缝合，Steve也因此感到好多了。但他的体重还是掉了15磅左右。Nancy开玩笑说Steve变得和他们初次见面时一样性感，可Steve却并没觉得这是个玩笑。他确实没想到术后的恢复竟如此漫长且复杂，但终于一切都结束了，他可以继续回去工作了。可以说，他由于养病离开他所在的那家法律公司已有4个月了，在这期间，他几乎没有和公司里的任何人打过交道，也就是在住院时收到了几束鲜花，出院后有人送他了个果篮而已。因为他不想让人看到他的那个袋子，也不愿意让别人看到他变得如此瘦弱。

术后四个半月，他就回去工作了。他虽然还是很紧张，但他明白也是时候回来工作了，同时Nancy也在努力地让他过上正常的生活。他每天要排便5次，这让他很不适应，因为他害怕这在工作中会很尴尬。他尽量避免食用会加重腹泻的食物，像蘑菇之类的，而且保证每3小时去一次厕所，以避免接待客户时突然想要去大便。他慢慢地还真的做到了。

寻找彼此

Steve非常高兴能够回来继续工作。他开始还很担心最初两周会没有什么客户，但他的同伴给他介绍了一些客户，再加上以前的许多老客户也回来了，他的日程很快就排满了。每一天他都充满了活力，下班后也不会感到疲惫不堪。Nancy也看到了Steve的变化，他更喜欢让孩子和他在一起玩儿。他们结婚十周年纪念日快到了，Nancy考虑做点特别的事来纪念这一时刻，庆祝Steve的康复。

她做出了安排，决定周末和Steve一起在明尼苏达度过，这需要两个小时的车程。她买了周六下午《Twins》的电影票。她还预定了晚餐，就在Steve求婚的那家餐馆。Steve的妈妈答应照顾孩子，Nancy也安排Steve的秘书把他周五的日程都取消，而且不要告诉Steve。前一晚，Nancy为他准备好行李，第二天早上当 Steve 与她吻别准备去上班时，她把这个惊喜告诉了他，今天不但不用去上班，而且安排一起去度过一个特别的周末。

Steve 的确感到很惊喜，或者说他很震惊。孩子去上学之后 1 个小时，他一直在屋内徘徊，一时拿不定主意。但毕竟 Nancy 已经安排好了所有的事，所以他还是决定去度假，11 点他们出发了。在路上，他的心情轻松了许多，到了市郊时他还笑了，甚至开始吹口哨。

入住饭店后，Nancy 一下子蹿到了床上，手脚伸展地躺在那里，就像个孩子在做天使的样子。Steve 在她身边躺下来，忽然他们开始狂吻，就好像情窦初开的少年一般，体验着肌肤之亲的快感。这种性冲动，使他们无法抵制，于是他们开始做爱。5 个月以来，他们从来没有做过爱，而这种日子终于结束了。当 Steve 达到性高潮时，他突然大叫起来。Nancy 一开始以为他是因为兴奋而大叫，但是他的声音听起来不太正常，于是她睁开了眼，看到了他那由于疼痛而扭曲的脸。Steve 瘫到了床上，跟胎儿一般蜷缩着身体。有那么几分钟，他紧闭着眼睛，膝盖紧贴在胸口缩着，一动不动。

Nancy 一下子冒出了很多念头，这到底怎么回事儿呢？过了一会儿，Steve 睁开了眼睛，蜷缩的身体也渐渐放开，并说道："真是太奇怪了，我从来就没有过那种感觉，实在疼死了。" Nancy 搂着他，谈论着刚才的事儿。Steve 说，刚到性高潮时，他感到骨盆处有一种针刺和抽搐般的感觉。"好像肚子里有什么东西破了一样，"他轻声说着，"这种痛苦到底到什么时候才算结束啊？"他们在床上躺了几个小时。很快就到黄昏了，屋子逐渐变暗，Nancy 和 Steve 都睡了一会儿。

他们起来后，冲了个澡，然后去吃了晚餐。Nancy 看出 Steve 尽量让自己表现得很高兴、很乐观。她也向他确认了几次是否真的没事儿。他点了点头，但她却能看出他并不高兴。当他们回到房间后，Steve 告诉 Nancy，他的骨盆深部仍然有疼痛感，但可以忍受。周末之后的几天还算愉快，但这突发事件也的确给他们的这次度假蒙上了一层阴影，所以周日一早他们就开车回家了。

Nancy 以为 Steve 会和他的医生说这件事。但这段时间他们简直太忙了，两个星期之后他们才好不容易找了个时间在一起。Nancy 问 Steve 医生都说了些什么。Steve 却说他并没有跟任何人提起此事。Nancy 表示很无语。毕竟他们还都很年轻啊！手术前，性生活是他们生活中必不可少的一部分。他们以后真的再也不能发生性行为了么？Nancy 让 Steve 去看医生，但 Steve 觉得这只是他自己的问题，可以个人解决，没有必要去看大夫。Steve 为了证明自己是对的，当天晚上他们又做了爱，但同样的事又发生了。这次虽没有上次那么疼，但抽搐的疼痛也持续了差不多 30 分钟，第二天早上，Steve 给医生打了电话。

Katz 医生的解释

Steve 性高潮时的疼痛很可能是瘢痕组织所引起的，这些瘢痕是术后在腹部和盆腔内形成的。术后还导致了脓肿的形成，不得不使之排出，因此也造成了瘢痕组织进一步发展。一部分瘢痕组织与盆底的肌肉相连，这些肌肉位于膀胱之下，前后形成带状。尿道和直肠穿过这些肌肉。性高潮会引起肌肉的快速收缩，因此只要对这些肌肉有些许影响，就会造成疼痛。

结肠手术后这类内部损伤很常见。盆底的肌肉变得很紧张，并长时间呈收缩状态。这本身就会引起慢性疼痛或导致便秘。由于 Steve 只在性高潮时发生疼痛，所以这看似是急性的，但也会发展为慢性或进一步引发疼痛。

寻求帮助

第二天一早，Steve 就给外科医生打了个电话。接线员说医生的预约全满了，但 Steve 坚持要找医生给他看病，哪怕在休息室里一直等到医生有时间也好。接线员看了一下医生的日程，告诉他如果他今天非要来，也会很晚才能看上。Steve 同意了，下午四点半就到了医生的办公室。

他大概等了 45 分钟，然后被带入了诊疗室。Strong 医生看上去很疲劳。Steve 知道医生早上 6～7 点去看了住院病人，之后则一整天都在诊疗室看病。医生坐在桌旁的一个小凳上，询问 Steve 因为什么问题来看病。Steve 却难以启齿，不知如何是好。他结结巴巴地说着，而医生却耐心地坐在那里等待他说出问题。最终 Steve 说了出来：“我在做爱时感到很疼，很难受。嗯，倒也不是一直疼，只是在最后的时候，嗯，性高潮的时候，你懂吧?”他的脸很红，双手紧紧地攥着膝盖。而 Strong 医生却平淡地说道：“我知道了。你这种手术之后，这种情况常见得很。”Steve 很震惊。这竟然很常见！为什么都没人跟我提起过?

Strong 医生让 Steve 脱掉裤子躺在床上检查。Steve 一边按照医生的要求做着，一边想着刚才医生说的话，脑子一片混乱——这种情况经常发生，但却没有一个人告诉过他！太奇怪了。Steve 感到 Strong 医生将一个戴手套的手指插进了直肠，由于疼痛，他倒吸了一口气：“噢！真疼呀!”Strong 医生拿出手指，脱掉手套，拍了拍 Steve 的膝盖，说：“不出我所料，你体内的确有很多瘢痕组织。你需要做一些物理治疗。”

Katz 医生的解释

患者有时感到难以与医疗人员谈论性方面的问题，原因有很多。大多数情况下，我们并不习惯向不太亲密的人大声说出这些词语。我们经常开有关性方面的玩笑，但却很难严肃认真地谈论它。许多医疗服务人员并不将性或性功能方面的问题看做是常规检查的一部分，因此他们在检查时很少提及。其中有很多原因，有些原因可能是出于好意，但是没有问及此事给患者的感觉就是这个问题并不重要，抑或医生和护士不想谈论此事。研究结果表明仅仅当患者问及性问题时，医生才给予回答和帮助，但很多时候患者却在等着医疗服务人员主动询问他们！所以最后也就没有人问，没有人答，不了了之。

当 Steve 问及此事时，他感到很震惊，因为他得知这种疼痛在结肠癌手术后竟相当普遍。他感到很气愤，因为从没有人告诉过他这种情况。但告知患者治疗后可能出现的任何不良反应的确很困难，这会使患者感到信息过多，无法完全理解或记住。所以医疗服务人员只把最有可能出现的问题告知患者，之后尽量再进行补充。但很多医生也就忘了补充。

要点提示

- 有任何疑问，尽管提出来，得不到满意的答案就一直追问下去。
- 医务人员不会反感谈论任何敏感的话题，但你需要首先提出。

不同的信息

Steve 在那周最后几天接到了一个电话，是从物理治疗师的办公室打来的。Strong 医生已告诉了他需要转诊，没想到回应还挺快。他们预约下周去就诊。接线员告诉 Steve，Kelli 是他的医生，她会给 Steve 一些医疗方面的指导。

眼看着预约的那天就要来临，Steve 有一点紧张，他担心盆底物理治疗医生到底是什么样的？他本来想叫上 Nancy 陪他一起去，但最终还是决定不叫了，毕竟自己的问题还得自己来处理。近来他们之间的关系有点紧张。由于疼痛，他不愿意和 Nancy 发生性行为，这也就使得 Nancy 和他疏远了起来。性生活对他们来说一直很重要，但 Steve 术后由于缺少性生活，使得他们好像失去了某种联系。术后最初的几个月里他并没有在意性生活，也没有欲望。但他身体逐渐恢复，也慢慢地燃起了欲望。但没想到疼痛却困扰着他，让他觉得很不公平。

这位物理治疗师到等待室迎接 Steve，并做了自我介绍。Steve 感到她很热情，很真诚。他们进了一间装饰着森林图画的诊疗室，Kelli 让 Steve 讲一讲他的事。但 Steve 不知该从何说起。他谈到了他每年需要进行检查，谈到了做出手术决定之后的解脱。他还讲述了几个月的恢复所经历的疼痛和挫折，以及最后他以为自己痊愈了，但其实并非如此。在 Kelli 的引导下，Steve 提起了性高潮的疼痛。他告诉 Kelli，手术后他仅仅疼过两次，因为他们只做过两次爱。说到这些，Steve 感到有些尴尬。Kelli 笑了，开着玩笑，搞不懂为什么 Steve 的性生活不像邻居那样顺利、频繁，这使得 Steve 放松了许多。

Kelli 说为了详细了解病情，她需要给 Steve 做一次结肠检查。听到这，Steve 开始变得紧张，因为最后一次检查时他感到非常疼痛。Kelli 微笑着，安慰他说这次检查和原来的检查不同，不会引起疼痛。事实的确如此。Kelli 的动作很轻柔，也会提前告知 Steve 她下一步要做什么，同时还让 Steve 保持深呼吸，就这样，在不知不觉中，检查结束了。

Kelli 离开了房间，让 Steve 把衣服穿好。几分钟后他们一起回到了办公室。办公室很宁静，配备着舒适的家具，墙上挂着五颜六色的画作。Kelli 的桌上放着一大张人体解剖图，她向 Steve 解释了盆底肌肉的结构和功能。但 Steve 对这些倒不是很感兴趣，他只想治好病，越早越好。Kelli 看出他不耐烦，于是告诉他这些知识对于他今后的治疗很重要。Steve 努力认真听 Kelli 讲，但 5 分钟后他实在忍不住了，开始向 Kelli 埋怨："你能不能别只说这些？你要知道，我现在过着需要对生活妥协的日子，需要习惯一种和别人不同的生活。但我早已烦透了！"

Kelli 深吸了一口气，也许这个患者确实与众不同，她同意先进行治疗之后再继续讲解。她告诉 Steve 治疗包括一些他自己就可以做的练习，另外还有盆底肌肉按摩需要她来做。Steve 很好奇：这个医生要怎么来按摩？想着想着，Steve 明白她到底什么意思了。是体内按摩！Kelli 看出了 Steve 尴尬的表情，笑着说："你猜对了，Steve。我确实要这么做。但你会很快适应的。" Steve 并不确信，但他还是同意开始治疗。

他脱掉衣服躺在检查床上。他身上披着一块白布，等着 Kelli 回来。他感到很尴尬和紧张，也很庆幸没把这次看病告诉 Nancy。Kelli 进了屋，和蔼地向 Steve 解释她都要做什么。他的疼痛是两次手术后形成的瘢痕组织融合引起的，与盆底肌肉高度紧张也有关系。这次的按摩会让肌肉放松，并且拉伸瘢痕组织。Steve 放松下心情，让 Kelli 开始按摩。

Katz 医生的解释

盆底物理治疗师是专业性很强的工作，对盆底肌肉的功能了如指掌。大多数人不太会关注这些重要的肌肉，它们不仅用于支持内部器官，还在排便中起到了重要的作用。这些肌肉在性高潮时也会收缩，这也就是 Steve 性高潮疼痛的原因。与盆底物理治疗师初次见面时，会对病情进行评估且规划治疗方案。了解这些肌肉的功能对于治疗很重要，但我们可以看到，Steve 对这不怎么感兴趣！

对于像 Steve 这样体内有大量瘢痕组织的患者来说，按摩会很有帮助。此外，盆底肌肉常常处于紧张状态，很少能够得到适当放松。柔和地拉伸这些肌肉会缓解紧张，减轻疼痛。Steve 也需要自己做些放松练习协助治疗。

要点提示

- 一些医疗中心有专业的医生，可帮助患者解决类似 Steve 所遇到的问题。
- 与你所处州的物理治疗委员会联系，可以找到在你家乡附近的物理治疗师。

治疗虽缓慢，但终取得胜利

Steve 每周看 3 次医生。但他还是没有告诉 Nancy，毕竟这位年轻迷人的女士会把手指插入他的肛门，这的确很怪异，他担心 Nancy 会对此有什么反应。几周过去了，他感到好多了，但他也逐渐意识到 Nancy 肯定会更加生气，如果她知道 Steve 隔了这么久才告诉她这些。不过他确实感觉好多了。Kelli 给了他一些饮食方面的建议。一般情况下，Steve 饿了才吃东西，而且旁边有什么就吃什么，甚至有时就吃些办公室里的曲奇或椒盐饼干。他在饮水上也不足，作为一名年轻律师，为了避免出庭时上厕所，他控制自己不喝太多的水，虽然现在他很少上庭，但这已经成为一种习惯。Kelli 建议 Steve 多吃些富含纤维的食物，多喝水以防止便秘，因为便秘会加重肌肉的收缩。Steve 发现按照 Kelli 说的改变饮食习惯后，排便规律了很多，术后一直困扰他的腹泻也变少了。

Katz 医生的解释

照顾好自己的身体通常需要身体或生活多方面的改变。Steve 发现 Kelli 对他的治疗已经逐步涉及饮食方面，而从另一层面上说饮食比按摩更能起到良好的治疗作用。

再次尝试

几周过去了，Steve 有了很大恢复。Nancy 也发现他的心情好转了很多。他不怎么发火了，心情也很轻松。她本想追其究竟，不过还是没能说出口。Nancy 很高兴，因为他看上去和原来一样。可是已经快 3 个月了，他们仍然没有做爱。尽管她尽力不表现得太过沮丧，但她也慢慢地失去了耐心。她决定晚餐后跟他谈谈。

她把孩子送到姥姥姥爷家，给他们准备了丰盛的晚餐。Steve 最近挺爱吃沙拉，所以她混合各种有趣的原料，再加上自制的调味料做了一大碗蔬菜沙拉。她还点了蜡烛，开了一瓶他们最喜欢的葡萄酒。Steve 看到 Nancy 做了这么多好东西，感到很惊讶，他开始怀疑是不是忘了一个特殊纪念日或者生日之类的！他们平静地吃着，Nancy 告诉 Steve 孩子们在学校的表现，Steve 也说了些律师公司的事情。饭后，他们似乎都没有离开餐桌的打算，每个人都好像要说点什么，但欲言又止。忽然间，他们同时说了出来。显然，Steve 打算坦白做物理治疗的事儿，而 Nancy 打算谈谈他们的性生活问题，找找办法进行解决。

他们同时说出口，也就同时停下来听对方要说什么。Steve 告诉了 Nancy 他曾去做物理治疗的事，并告诉了她他现在感到很好。Nancy 也告诉 Steve 他们很久没有进行房事，这令她很郁闷。双方各自袒露心事后，呆坐在那里，什么都没有说。毕竟他们已经很久没在一起了。

Nancy 看了下时间，一小时之内她还不需要去接孩子。他们是不是要再试一次？Steve 有些犹豫——他怕疼痛再度来临。但他明白他必须得试一次。Kelli 在最后一次治疗时和他谈过此事，他必须通过事实来证明他的性生活是否得到了改善。他们夫妻这么长时间，Steve 第一次感到有些害羞。Nancy 发觉了，于是拉着他的手，温柔地带着他进了卧室。也就是在这里，他们曾经怀上了两个孩子，也就是在这里，他们曾经向对方付出了爱。

结果非常好，他们都很高兴。Steve 没有出现疼痛。他的双臂搂着妻子低声说道："这就像骑自行车一样，我以为我都忘了该怎么做了！"

（于路平译　武思文校）

第六章

形象改变

我变成了这个样子，别人还怎么可能会喜欢我呢？

这一章主要讨论身体的形象，这对性会造成很大影响和改变，也是癌症治疗过程中最常见的问题。Bob 今年 67 岁了，是一位膀胱癌患者，现在他通过挂在肚子外面的袋子来导尿，他对此感到很尴尬。更糟的是，他与结婚 40 年的妻子在感情上也出现了问题。很多人认为只有女性对形象比较敏感。但实际上男性也是这样，其中有很多类似的原因。带着造瘘袋——一种挂在肚子上，从体内导出尿液或粪便的袋子，并习惯于这种生活的确是一种挑战，这在很大程度上会影响到患者的自尊心和性方面的自我形象。

从 Bob 的经历中，你将会学到：

- 癌症手术如何影响身体形象。
- 癌症手术如何影响患者与他人的关系。
- 应如何造口才能避免影响性生活。

Bob的故事

Bob是一个退休工人。他与Jeanette结了婚，有3个成年的孩子。Bob和他父亲在同一个工厂工作，和他父亲一样，他退休那年也被确诊为膀胱癌。30年前，他的父亲很不幸，在查出癌症后几个月就去世了。他们经常谈论在工厂内工作是否安全，是不是会接触到什么有害的化学物质，但这毕竟是他们的工作，而那时谁也不会想到多年以后会发生什么。看到父亲诊断为膀胱癌，Bob暂时停下了工作，但经过了一段时间的考虑，毕竟他需要抚养这个家庭，再加上这份工作收入也不错，于是他又继续工作了。

1年前Bob在年度体检时，医生让他去化验尿液。之前他经常起夜排尿，而他只是认为随着年龄增大这就会出现，是很正常的。当他接到来自医生办公室的电话叫他回去再次复查时，他很吃惊。医生告诉他尿中有隐血，需要进一步检查。Bob对此却很奇怪，因为他平时并没有发现尿液中有什么，但他还是去看了专科医生。

专科医生建议进一步检查。Bob想赶快弄清楚这些事，所以就爽快地答应了。Jeanette在外面等他，于是Bob让护士告诉了妻子他的状况。她对Bob需要进一步检查感到很吃惊，但还是鼓励他去做。医生对膀胱进行了镜检，并取了一些组织，这项检查令Bob很难受，但同时又很庆幸自己事先不知道。医生告诉Bob他的膀胱看起来不太正常，但要组织检查结果出来才能确定。Bob很郁闷地离开了，在开车回家的路上，他满脑子都是对父亲的记忆，情绪很是消沉。

一周以后传来了坏消息：他得了膀胱癌，需要手术。医生告诉他需要完全切除膀胱，并要通过导管将尿液导出到肚子外面的袋子中。Bob没有问太多问题，也很快就同意了手术。Jeanette

看到 Bob 郁郁寡欢的样子，很是担心。他不想提起任何有关手术的话题，仅仅希望这一切都快点过去。他拜托妻子别告诉在外地生活的孩子。对 Jeanette 来说这很难做到，但是为了让丈夫舒心，她还是勉强同意了。

3 周以后，他进行了手术。他在医院差不多住了一个星期，大部分时候 Jeanette 都陪在他身边。术后起初几天，他感到身体很疼痛，大部分时间都在睡觉。妻子仍一直守候着他，这样，丈夫醒来后也可以为他做点什么。出院后，他仍然不太爱说话，回家后第一个星期也是郁郁寡欢的。他不愿意让妻子帮他，即便他需要帮助也是如此。过了一周，Bob 甚至很少洗澡，也很少吃东西，Jeanette 只得给离得最近的儿子 Bobby 打了电话（回家需 3 个小时车程）。周末的时候，儿子就开车赶了过来。

得知 Jeanette 把儿子叫了来，Bob 又恼火又高兴。Bobby 并没有跟他的父亲一样在工厂工作，而是在一所高中担任篮球教练。作为长子，Bobby 和父亲有着特殊的感情，也正是因为这样，Jeanette 把他叫来了。父子见面的第一天，他们在屋外的阳台上聊了好几个小时。Jeanette 透过窗户盯着 Bob 以确保他没事。尽管她听不见他们说什么，但至少可以看着他们。从那天起，Bob 的心情似乎好一些了。但 Bobby 离开后，Bob 又开始沉闷不语，但也能看出，当晚他尽力吃了不少东西。

Katz 医生的解释

每个人对患病有不同的反应。Bob 患上了当初夺去他父亲生命的膀胱癌，这让他感到恐惧。他们在同一个工厂工作，暴露于同样的化学物质——这是引起膀胱癌的一个已知的危险因素。与很多男人一样，Bob 没有告诉妻子发生了什么，只是希望尽快摆脱这一些。他也让妻子不要告诉孩子们。因为他不愿意让孩子们看到他变得如此虚弱。但他却不知道，妻子其实也希望在他手术这段时间得到孩子们的支持和帮助，但他却拒绝了妻子的这个愿望。但最后她还是告诉了一个孩子，也正如 Jeanette 所期望的，这个孩子给予了父亲更大的支持。

要点提示

- 如有癌症家族史，人们常常会臆想自己也会和自己的父母和兄弟姐妹一样，患上癌症。
- 家庭成员的癌症与经历可能会与你大相径庭；而且诊疗水平也在逐渐进步。
- 不要拒绝家人的帮助。若他们不了解你的想法和感受，同样会感到很无助、很沮丧。

寻根问底

接下来的几周，Bob 的身体一天比一天好转，Bobby 也几乎每天都来电话。Jeanette 也发现丈夫和儿子聊天后心情变得好多了，甚至有一次他还感谢自己那个周末把儿子叫回来陪他。不久，他该术后复查了。离手术有 6 个星期了，这也是他们得知手术是否成功的时刻。Bob 在复查前几天又变得不爱说话起来。Jeanette 心里明白这和他的父亲有关，但丈夫并不想提起这件事。有一次她鼓起勇气问丈夫现在感觉如何，但他只是回答“我只希望这件事早点过去”。由于他的拒绝，Jeanette 也就不再过问了。只要一和他谈论起感受，他就会这样，一点儿都没变，他不喜欢谈论所谓“感伤”的东西。多年前在求婚时，他都没有浪漫过，现在 Jeanette 还能奢求什么？

去复查的路上，他几乎没说过一句话。他们（在候诊室）仅仅等了几分钟就被叫了进去。医生在等着他们，而 Jeanette 很高兴医生没有带他们去检查室。医生没怎么闲聊，直接进入正题：手术非常成功，患有癌症的膀胱全部切除了，现在也不需进一步的治疗，因为控制勃起的神经也未受到损害，Bob 已经没什么大问题了。Jeanette 心里的那块大石头终于落了地，她激动得差点哭了出来。医生问他们还有什么疑问，她摇了摇头。Bob 却没什么表现，很快站起来离开了这里。Jeanette 也很快跟了上去。

Jeanette 在回家的路上不停地说。一切都这么顺利，她感到非常开心，但 Bob 却没有回答她。他们到了家，Jeanette 把车停了下来，问他到底怎么回事，出乎意料的是，Bob 突然大声哭了起来，像个孩子一样。Jeanette 上次看到丈夫哭还是在他父亲的葬礼上。Jeanette 只是坐在那，她不知道是不是应该搂住他，只是把手放在丈夫的膝盖上进行安抚。漫长的 5 分钟后，他停止了哭泣。他用袖子擦擦泪水，只是紧紧盯着车的挡风玻璃。Jeanette 明白这时候什么都不要说，于是她就静静地坐在那里等待。

Jeanette 等到丈夫冷静下来，问他刚才想了些什么。他很安静地回答说，之前自己知道正在走着父亲的老路。最后的几周他一直企盼今天能听到好消息，他几乎不敢相信事情有了转机。他还有点不敢确定自己是否听对了，又问 Jeanette 是不是所有的肿瘤都切除了。Jeanette 点着头，把医生说过的话又重复了一遍：肿瘤仅在膀胱内，没有扩散，一切都不错！瞬间，车内沉重的空气瞬间消散了，他们从车里出来往家里走去。Jeanette 给 Bobby 打了电话。Bobby 也一直在等好消息，现在总算盼来了。

Katz 医生的解释

一些人难以表达自己的感受，害怕的时候更甚。一般来说，这种感觉就像是把我们身边的朋友、伙伴排除在自己的生活和思想之外。我们对待生活中的挑战各有不同的方式。在这个故事中，Bob 很拘谨。他很害怕自己会重蹈父亲的覆辙，癌症的出现就意味着死亡。但其实，正如上文所述，一个人最终的命运并不一定和亲属一样。

Bob 向妻子倾诉后，就好像大坝破溃一般。这种事情很常见：人们可以一直保持着恐惧和压抑，而最终会找到一种宣泄的方式。Bob 让妻子重复医生所说的话，这其实是件很重要的事，因为他在确认他听到的是否正确。当我们听到一些至关重要的信息时，尤其当这个消息关乎生死或疗效时，有时我们无法确切地分辨清楚。因此带一位同伴去医院就颇为重要。如果你无法确切地听清医生所说的，同伴就好像你的第二双耳朵，为你确认信息。

要点提示

- 去医院检查时，要带一位同伴，获取检查结果、进一步治疗计划、用药或治疗方案时确保同伴在场。
- 你可以让你的同伴进行记录，或取得医生同意，录下医生的话语，以便回家后再听一遍，确保能明白医生提供的信息。

男人也可以很神秘

之后几个月，一切的一切都回到正常了。Bob 又开始了他的木工活，而 Jeanette 列了一个“爱人之事”的清单——一系列他想让爱人去做的事情。他修好了防风窗，这样晚秋时它们就能起到作用了。Bob 还和邻居去钓过一两次鱼。Jeanette 发现丈夫没有原来那么亲切浪漫了，但她也没有多想。毕竟他比原来好多了，或许她过虑了。

但仔细思考之后，她意识到丈夫不仅深情不如从前，而且自手术以来就没有过一次性生活，这的确不正常。Bob 是个性欲旺盛的人，有时会让 Jeanette 觉得他的需求太过频繁。虽说过去的十年中，性生活的次数减少了，但 Bob 仍然每周会来那么一两次。但几个月过去了，他们一次性生活也没有过。她似乎想起上一次复查外科医生提起过有关神经、勃起的事情，但记不清楚细节了。于是她决定今晚和丈夫谈谈这事。

太阳落山后，Bob 从车库回到房子里。洗漱一番后，他本想喝杯啤酒，忽然 Jeanette 从身后抱住了他。令 Jeanette 永远无法想到的是，Bob 用力且迅速地甩开了她，害得她差点失去平衡摔到地上。Jeanette 被甩开了 10 英尺远，两个人的情绪都很激动。“我做错了什么?” Jeanette 大声说着，“我该怎么做?” 她哭了起来，但 Bob 没有走过去，没有像往常一样搂住她，只是把胳膊搭在她身上。Jeanette 无法感到安慰：“Bob，你到底怎么了？为什么不抱着我?”

Bob 松开手，走出了房间。Jeanette 紧跟着他，边哭边恳求丈夫对刚才发生的事以及生活的改变给一个合理的解释。“Bob，我没叫你走，你还没告诉我这一切到底为什么，我再也受不了这样的生活了，快告诉我到底发生了什么!” 能看出，Bob 的确想说什么。虽说让 Bob 说话并不容易，但 Bob 也知道妻子从不放弃。他一屁股坐到了椅子上，双手紧紧放在膝盖上。之后他一五一十说了出来。

Bob 强忍着泪水，哽咽着告诉 Jeanette 他其实是害怕她看到自己的身体，而推开她也是因为害怕她感觉到他肚子上的口袋。Jeanette 静静地听着。他说的是什么？说了一会儿，他停了下来，但眼睛还是紧盯着双膝。Jeanette 脑子飞转着，考虑 Bob 的意思。最终她搞明白了：自从那次手术后他们没有碰触过对方，也没见过 Bob 在她面前脱过衣服！一切都似乎变得明朗了，她想告诉 Bob 其实这些都没事的，但又担心丈夫会不相信她。

Katz 医生的解释

让伴侣看到自己的身体发生了变化会感到尴尬，这很正常。由于害怕伴侣会有异常的反应，于是很多人都尽量躲着伴侣，生怕他们看到。事实上，一些人的确会有较大的反应，毕竟大多数人没见过造口，也就是用来导尿的通道。手术前如果看一些造口的照片，可以做一些心理准备，但并不是每个人都有这样的机会。所以看到自己的身体上有个造口的话会非常吃惊，有些人还会感到厌恶或恶心，不过有的人则可以接受这些。毕竟人和人是不一样的。

隐藏

Jeanette 竭尽全力劝说 Bob，她不会因为个袋子就嫌弃他。但连她自己都能听出来，她说的话显得很假。她能保证接受所看到的一切吗？问题是她不知道会看到什么，没有任何心理准备。越想此事，丈夫这几个月所做的一切就越清晰明了。他每晚睡前洗漱的时候都紧闭厕所门，换好睡衣才出来。另外，他以前都是夏天裸睡，冬天只穿个 T 恤，可自手术后他开始穿绒衣睡觉。而且他也不在房间内穿 T 恤了，即便天气很暖和，他也穿着这些绒衣，之前他只在露营的时候穿。这些绒衣看上去很肥大，很显然 Bob 是在遮掩着什么。一想到这些，Jeanette 一股同情心油然而生。

Katz 医生的解释

人们常会想办法穿肥大的衣服来掩盖肚子上的口袋。他们也会防止别人看到自己的裸体，于是经常关着门换衣服。Bob 就是这样竭尽全力不想让妻子看到自己身体的变化。但其实他没有必要这样做，不过 Bob 也是害怕妻子会抛弃他，所以不得不遮遮掩掩。虽说这不够理性，但也是人之常情。

“口袋男孩”

Jeanette 努力让丈夫明白，无论他有什么变化，她依然爱着他。但她所说的似乎并不能对 Bob 起到什么作用。Jeanette 从未见过丈夫如此消沉。晚些时候，她打扫客厅的时候发现一包在医院收到的小册子和一些资料。很明显，Bob 回到家后就把它们当垃圾扔了，现在还散在那里。她拿起来读了读，大多数都是有关造口袋的，有些还写着在哪里能购买辅助的物品等。而其中有一本小册子是一个组织为这些带有造口的人而编写的。或许 Bob 应该和那些已经摆脱造口困扰的人们聊一聊，从他们那里得到帮助。

她想着要把这个想法告诉 Bob。但她知道 Bob 可能不会听她的，因为他是一个很自闭的人。不过她深信这个方法可以帮到 Bob。2 天以后，在他们吃饭的时候她忍不住说了出来：“Bob，这次我希望你能听我的，不要再封闭自己了。我能看出来这个袋子对你影响很大，我对此也无能为力，但有些人和你一样也在经历这些，我想他们应该可以帮到你。有一个团体，每个月都在医院举办聚会。他们每个人都和你一样。你可以加入他们，去参加一次这样的聚会。”但与 Jeanette 预想的一样，Bob 立即拒绝了她。于是 Jeanette 又提了另外一个建议：她希望 Bob 和这个团体的人私下在电话里聊一聊。Bob 对此还算可以接受，于是第二天早上，Jeanette 就拨通了小册子上联系人的电话。

一个粗犷的声音接了电话，Jeanette 向他简要解释打电话的原因，知道了他的名字叫 Charles。得知 Bob 的事情，他就问 Jeanette，Bob 是否愿意和他聊一聊。她有点意外，不确定 Bob 会有什么反应，但她还是叫 Bob 接电话。接过话筒后，Jeanette 立即离开了。她在厨房听着动静，觉得 Bob 很可能说不了几句就挂了电话。但是过去了好长时间，Bob 依然在和对方聊着。过了 20 分钟，Bob 手里拿着电话，来到妻子身边并说："他的确是个挺好的人，我打算明天和他们见个面，喝杯咖啡。"Jeanette 愣住了，盯着 Bob 的脸，真是预料之外啊！

第二天，Bob 如约来到了咖啡厅，并遇到了 Charles 等人。他们一共有 3 个人，与他年龄相仿，都带有和 Bob 一样的口袋。Charles 也患有膀胱癌，而其他两个患结肠癌。Charles 向他们介绍了 Bob，告诉他们起初是 Bob 的妻子联系了他。听到这些，他们都笑作一团，因为他们和 Bob 一样，也是妻子帮他们迈出的第一步。Bob 却很吃惊，他们怎么能把这么严肃的事儿当作玩笑呢？其中有一个个子高高的、牛仔打扮的人看出了 Bob 很疑惑，于是向他解释道："Bob，听着，你需要用笑容迎接生活。因为生命是短暂的，没有时间让我们哭哭啼啼，没时间让我们去抱怨。我明白了这些，所以我可以敞开心扉做我喜欢做的事，而我家那个老女人也认为我得到了我该得到的一切！"话音刚落，大家又爆发出一阵大笑。他们一个接一个地告诉 Bob 应该如何接受这些，并学会用微笑来面对这一切。虽然这并不容易，但却很重要。"我们这个团体还有个名字呢，"Charles 说道，"叫做口袋男孩，是一个特殊的团体，我们很高兴你可以加入我们。"

Katz 医生的解释

尽管家庭和朋友努力去帮助你，但只有那些和你经历相同的人才能给你最中肯的建议。在很多城市，甚至在一些小型社区中都有很多不同的癌症团体。有些团体对所有患癌症的人们都开放，而有些则对特定的性别或是年龄层次开放，分为青年人团体和老年人团体。一些团体会有一个专业的引导者，他们经常是社会工作者，或是当地癌症中心或美国癌症协会（American Cancer Society）的护士。另外一些组织则由一个或多个患者成员负责，来安排会议，进行协调。

但有一些人不喜欢加入这些团体。他们可能对这些团体有一些先入之见，或对这种团体不感兴趣。但对于他们来说有其他的办法，例如可以和经历相同的人私下进行交流，还可通过联系一些团体或某些协会的个人交流，例如美国造口联合会（www.uoaa.org）等。你也可以询问医生或护士，她们有可能会认识一些人，能够为你提供帮助。

要点提示

- 那些和你经历相同的人能为你提供更好的帮助、支持以及一些你所需要的信息。
- 你可考虑加入当地的一些团体来寻求帮助。
- 尝试去参加一些感兴趣的交流会议，你会从中了解很多东西。

让坦白来得更彻底些吧！

Bob 加入了口袋男孩这个团体。加入才仅仅两周，Bob 就发现和他们在一起聊天很快乐，而且他也更加积极地参加每周的聚会，和他们尽情地讨论。他们中有个名叫 Joe 的人，最近开始与一个比他年轻许多的女人约会。Bob 问他如果那个女人看见他的袋子他会怎么办。Joe 很简单地回答："如果自己不觉得尴尬或者害羞，对方也不会有什么反应。"其他的人也都同意这样的观点。Charles 告诉大家他自己当时是鼓起了多大的勇气才脱下衣服，让妻子看到那个袋子。但妻子却并没觉得有什么，甚至和40 年前结婚时没什么区别。所以，有什么大不了的呢？小组中的新成员 Teddy 也同意这种看法。他的妻子诊断出乳腺癌，尽管切除了一侧的乳房，但 Teddy 仍然爱着她，35 年来没有变过。他们还告诉 Bob 在性生活时如何处理肚子上的口袋。Charles 会在床上戴一个腹带，有各种不同的颜色，代表着他不同的心情。腹带会固定在口袋上，而且把口袋里的东西也给挡住了。而 Ted 每次和妻子过性生活时会把口袋拿掉，并用一个塞子把造口塞住。这些具体的建议让 Bob 吃惊不已。

Katz 医生的解释

应对造口袋有很多种方法，每个人都不一样。人们可以选择不同大小和型号的口袋，也可短时间内塞住造口。在性生活之前这样做与清理或更换口袋没什么区别，都很容易做到。性生活时，用一个腹带固定口袋是很好的选择，也可防止口袋滑动或内容物漏出。虽说一些人习惯把口袋遮挡住，但其实大可不必特地穿一件肥大的 T 恤来遮掩，一件丝质的睡衣能给你和你的伴侣带来不同的感受。

要点提示

- 造口师都接受过专业培训，多为护士，他们常常可为你提供各种器械、小窍门及对应策略来帮助你处理造瘘袋，还给你一个美好的生活。
- 当地的造口协会也可为你提供解决办法，很多医院也有这方面的专家。

另一个机会

这次的谈话让 Bob 思考了很久。也许他从来就没有给 Jeanette一次机会去尝试。虽说他告诉妻子那些人可以给他提供很多帮助，但他并没有很详细地告诉妻子自己都知道了什么。现在他意识到他应当多与妻子分享。于是，那天晚餐后他煮了一些咖啡，把妻子叫到屋外，陪他一起聊聊天。

听到其他人都能如此轻松地谈论这样的话题，他也在措辞如何将自己想说的告诉妻子。他首先告诉妻子那些人都跟他说了些什么。毕竟说别人的故事比说自己的要来得容易一些。但 Jeanette 直奔要点，和声和气地问 Bob 是不是和那些人有类似的问题。Jeanette 帮自己把要说的话说了出来，他解脱般地叹了口气，承认对自己的身体感到羞愧，害怕妻子看到那个挂在肚子上、充满尿液的口袋后会作何反应。然而就像 Teddy 的妻子一样，Jeanette告诉丈夫，他和多年前并没什么两样。她希望仍然可以彼此相爱。结婚以来，彼此经历了风风雨雨，孩子们也逐渐长大成人，在这个过程中，夫妻之间的感情才会越来越深厚，不可动摇。这么长时间以来，Bob 终于第一次搂着自己的妻子在怀中，紧紧拥在一起。他终于把握住了这一个机会。

（安超译　武思文校）

第七章

尿失禁

感觉就像个婴儿一样，哪些人会这样？

前列腺癌根治术后最常见的并发症之一就是尿失禁。通常，在术后几个月内这一症状会缓解，一年内几乎所有患者都会恢复控尿功能。有一些患者说他们大部分时间不会出现漏尿，但当他们咳嗽、大笑、打喷嚏或者突然行动时会有少量的漏尿。其实，这种漏尿在任何时候都可能会出现，且经常在男女做爱时出现，这让伴侣或双方都感到苦恼，从而大煞风景。

自从去年做了手术后，Marty 一直在与尿失禁进行斗争。每天，他都穿纸尿裤来防止尿湿衣服，渐渐地也就习惯了。然而，最让他不可忍受的是，每当做爱时，尿液会漏得到处都是。Marty 现在总是避免性生活，这让他的妻子 Lisa 感觉被疏远了，认为 Marty 不再爱她了。虽然 Lisa 努力去调整自己，但是最终还是失败了，她感到很郁闷。

从 Marty 的故事我们可以了解如下几个问题：

- 对于一些男性患者，前列腺癌术后尿失禁为何会持续很长时间。
- 尿失禁会如何对性生活造成困扰。
- 应该采取怎样的应对策略。

Marty 的故事

Marty 的母亲过去常常对他说，他是一个幸运儿。上学时他就很聪明，在学校很受大家喜爱。由于患有哮喘，越战时因此免于入伍。完成学业后他成为一个牙医，选择了儿童牙病专业，随后该专业便成为热门专业。现在，他在南加利福尼亚过着条件优越的生活。妻子 Lisa 是一个会计师，他们的 3 个女儿均已结婚，而且居住地离父母很近。

Marty 在 58 岁时被诊为前列腺癌，以后他便不再认为自己是个幸运儿了。但他的一位朋友，也是当地最好的泌尿科医生却告诉他，他还是很幸运的。因为他的肿瘤很小，通过手术就可以解决问题。可是这位医生只说对了一部分，术后 Marty 恢复很快，一个月内就恢复工作了。而且，术后病理报告显示，肿瘤仅局限在前列腺内。因此，Marty 认为他选择做手术是非常正确的。

但是随着时间一周一周、一个月一个月的流逝，Marty 越来越感到灰心，因为他的控尿功能恢复得很慢。他的朋友——那位泌尿科医生告诉他不要着急，有些人恢复的时间会很长。Marty 每天 24 小时都穿纸尿裤，并且尽量去适应。有一阵他觉得事情正在向好的方向发展。术后 6 个月，他和 Lisa 一起去夏威夷庆祝他们的结婚纪念日，这段时间里他每天只有少量的漏尿。他想或许他已渡过了难关。然而，当他回家重返工作后，一切又回到了原样。他现在只好试着去适应这样的生活，他很不开心，认为幸运已经离他远去。

Katz 医生的解释

尿失禁是前列腺癌患者行前列腺癌根治手术后常见的并发症。手术后，患者控制排尿的“阀门”受到影响。而这个“阀门”也就是所谓的外括约肌，它在盆底肌肉这一位置包绕着尿道。括约肌功能受到影响后，控尿就会出问题、出现漏尿。不过随着时间的迁移，尿失禁会逐渐改善。但术后一年，5%以下的患者将还会有尿失禁。咳嗽、大笑或者打喷嚏等任何可以增加腹压的动作都会导致漏尿。

另一个会加重漏尿的原因是疲劳。Marty 发现，当他度假时很少出现漏尿，但是当他工作时漏尿就加重了。作为一个牙科医生，Marty 需要长时间的站立，这也导致包括盆底肌肉在内的全身肌肉的疲劳、乏力，而盆底肌肉可以帮助括约肌关闭。喝酒也可以影响控尿，酒精具有利尿作用，会使人体产生更多的尿液，同时，它还在刺激膀胱的同时使盆底肌肉松弛，因此会加重漏尿。

其他的忌讳

令 Marty 惊讶的是，大约术后 4 个月，他开始恢复了阴茎勃起功能。他和同样患有前列腺癌的一些朋友进行了交流。但是他们都说，做了前列腺癌的手术也就意味着性生活的终结。对于才 58 岁的他来说，这让他难以接受。Marty 和他的手术医生谈了这个问题，医生确认手术中保留了他的勃起神经，并且保证他的勃起功能的恢复在加利福尼亚州同样患者中应该是最好的。Marty 没再说什么，因为他认为自己是个幸运者，正如母亲过去常常说的。

从一定程度上讲，母亲的话是对的。几个月后他恢复了勃起功能，但是勃起的硬度比原来要差，而且只要他略感疲劳就不能勃起。假如他仅仅喝了一杯啤酒或白酒，勃起也会受到影响。因此当他和妻子想要做爱时，就不会去喝酒。

然而当勃起功能恢复时，又出现了其他的烦恼。他出现性兴奋时就会漏尿，最初他会想办法去遮掩。在性交前他始终穿着内裤，这样内裤可以吸收漏出的尿液。有时他会请求妻子在和他一起淋浴时或在浴盆里做爱，这样漏尿不容易被发现。他们性生活的频率不高，因此他的这一策略很有效。由于 Lisa 没有说什么，他不知道她是否发现了漏尿的问题。

要点提示

- 如果你改变了性生活方式，随着时间的推移，你的伴侣终究会发现。
- 闭口不谈已经发生的事情是于事无补的，只会让彼此产生隔阂。

Katz 医生的解释

虽然 Marty 术后勃起功能恢复得很好，但是持续的尿失禁很麻烦。当他有勃起时会出现漏尿，因为这时盆底的肌肉会松弛，从而导致漏尿。虽然漏的尿可能只有几滴或一小汤勺那么多，但这也足以让他和他的妻子感到苦恼。

尿液是无菌的，尿液不会对 Marty 和妻子产生任何损害。漏尿随时都可能发生，但是在做爱时出现让人很尴尬。有些人会因此感到烦恼或反感，出于恐惧，他们会避免任何形式的性接触。

Marty 找到了一种应对的方法。他邀请妻子在淋浴时或在浴盆中做爱，这样漏尿就不容易被发现。他的另一个方法效果相对差一些，也就是在阴茎插入阴道前始终穿着内裤。因为夫妻俩从来没有谈论过这个事情，所以 Marty 不知道妻子是否知道或注意到了。他在回避这个问题，他认为这样很好，但也有可能妻子知道了而故意不说。

掩盖

他希望他的膀胱控尿功能可以恢复，这样做爱时就不会漏尿，但是事与愿违。他还得每天穿纸尿裤。他常想，如果正在工作时出现漏尿会多么的尴尬。如果他的病人或病人的父母看到他的惨状会怎么想呢？这一切都让他感到恐惧，因此，他认为工作时穿纸尿裤是很有必要的。为了避免别人看到他穿了纸尿裤，他常常在衬衣外穿一件较大的夹克，遮挡大腿以上的身体。Lisa 总说他太敏感了，即使穿短外套或 T 恤衫也看不出什么。但是他穿衬衣从不塞进裤子里，或者穿大号的衣服，因此他的衬衫和内裤都是宽松型的。

在工作时可以尽量掩盖漏尿，在家里却很难。随着时间的迁延，膀胱控尿功能并没有改善，他变得越来越沮丧。Lisa 注意到，他经常诉苦、喊累，常常在她之前上床睡觉，当她上床时他已经睡着了，但是她有时并不确定他是真睡着了还是假装的。她曾试着和他说起此事，但是他总是不在意地说她小题大做，他工作太忙、太累，可是 Lisa 发现他并没有按原来的计划寻找新的合作伙伴。

这些事情让 Lisa 越来越不满。有一天，当她在花园中修剪玫瑰时，不经意地想起他们最后一次做爱了。天啊，她竟然记不起来了！她想那可能是刚刚开春的事了，至少有 3 个多月了，从那以后再也没有过。她不确定是否记错了，因此吃晚饭时就小心翼翼地问了一下。出乎意料的是，Marty 大发雷霆："这有什么区别？"而且迅速地离开了餐桌。"那已经过去了，结束了，结束了！"妻子不明白为何他会有如此极端的反应。她只不过就是想知道她是否记错了，他们已经很久没有做爱了。但是他却勃然大怒，愤愤地走了。之后的那晚在沉寂中度过。Marty 在房间里看电视，Lisa 闷坐在另一间屋子里。上床睡觉时 Marty 躺在他的那一侧，面对着墙。她也没有理他就睡了，睡前她在祈祷明天一切都会好起来。

Katz 医生的解释

将烦恼的事情藏在心里，不和自己的亲人朋友们说，这并不能解决问题。许多人在这方面都有自己的经验。人的情绪，尤其是过于敏感的人，常常以愤怒的方式通过我们的语言表达出来。而这又会使人情绪变得更坏。虽然 Marty 对于需要在内裤里穿纸尿裤已经可以接受了，但是，和自己最亲密的妻子做爱时漏尿，他心理上还不能接受。每天晚上，他都比妻子早睡，或者在妻子上床睡觉时假装已经睡着了，以此来回避性生活。他也抱怨工作太累，因为太疲劳了，所以丧失了性趣。但是，当 Lisa 问 Marty 他们最后一次做爱的时间时，他发怒了。这并不能解决问题，也不能使夫妻间的关系更加亲密，或者彼此互相更好的理解。相反，会伤害彼此的感情，加重双方的误解，如果配偶离开了自己将会更加孤独。

一位沮丧的女人

那天晚上发生的事情让 Lisa 无法忍受了，第二天早上，她决定要行动起来，去解决这一问题。那晚她基本没睡，她想 Marty 也是。但是他俩并没有像以前那样彼此爱抚、交谈，而是各自静静地躺在床上，谁也没有说话。

Lisa 和丈夫的手术医生的妻子 Lauren 都在同一家读书俱乐部，虽然她们不是要好的朋友，但是 Lisa 已经孤注一掷了，她要挽救她的婚姻。因此她决定给 Lauren 打电话，约她见面。她想，Lauren 的丈夫是泌尿科医生，她也许知道该如何处理这样的事情。根据自己的经验，由于 Marty 的熏陶，自己已经了解很多关于小孩和牙齿方面的知识，所以她认为 Lauren 也会有一些了解。

Lauren 接到了 Lisa 的电话很高兴，同意当天晚些时候在她家附近的一家咖啡馆见面。后来，Lisa 又有些犹豫，但是她已无法临时取消约会。她到了咖啡馆没几分钟，Lauren 就来了。她刚坐下，Lisa 就开始不停地讲述整件事情，这让 Laure 有些吃惊，她以前从未遇到过这样的事情，即接触她丈夫的病人的事情，但她没有表现出来。对于 Lisa 所说的情况她并不了解，因为丈夫从不在家和他谈论工作，她喜欢这样。因此，等 Lisa 讲完以后，她便同情地说，她需要专业人士的帮助。Lauren 告诉她，她丈夫经常推荐一位性治疗师给他的病人，他们的办公室在同一座楼里，她会把治疗师的电话给她。接着她们就静静地坐在那里，无话可说。

Katz 医生的解释

沮丧的 Lisa 从给丈夫做手术的医生那寻求帮助或许也是一种方法。但从哪寻求帮助无所谓对与错，重要的是尝试着寻找帮助。人们往往会认为医生、护士、心理医生及其他卫生工作者的配偶会了解他们的工作。有时会，但通常不会。有些人会在家谈论工作，但是有些人从不在家谈论工作。卫生专业人士的配偶对其工作的了解可能像其他人一样。需要牢记的是医疗人员不应该在家或在社会上谈论一些特殊的病人。

让我们开始

那天晚上，Lisa 回家后听了自己的电话留言录音，有

Lauren 的留言，正如她答应的那样，她把性治疗师的姓名和联系方式告诉了她。Lisa 很高兴她来电时自己不在家，因为向 Lauren 寻求帮助已经让她感到很尴尬。但是她明白他们需要帮助，她会尽一切努力去拯救她的婚姻。她已经意识到事情的严重性，她要维护自己的婚姻。

Lisa 鼓足勇气给性治疗师打了电话并留了言，不到一个小时，她就接到了一位操着英国口音的女士的电话。治疗师 Bartlett问她是否可以自己或和丈夫一起到她的诊室。Lisa 犹豫了一下，同意自己去，她们约定了下周就诊的时间。

Lisa 没有告诉丈夫自己的安排，她还不确定是否需要告诉他。如果她自己可以完成这件事，那就不告诉他了。接下来的星期三她去了治疗师的办公室，她的办公室和泌尿科科医师的办公室在一座楼里。一路上 Lisa 害怕会碰到熟人，但并没有。治疗师的办公室像大楼内的其他办公室一样，灰黄色的大门上面贴着青铜色的标牌。她进入了装修成灰色和蓝色的接待区，在接待人员引导下坐在桌旁等待。10 分钟后，从面对 Lisa 座位方向的门里走出一位高个、黑色短发的女性，同 Lisa 握手问候以后把 Lisa 请进房间里。房间里的装饰与等候区很像，只是多了一些家具。当 Lisa 坐下后，治疗师很干练地说："让我们开始吧，请告诉我你为什么到这来?"

Lisa 很踌躇地开始谈话，她不知从何说起，但很快她就很自然地开始讲述自己的情况。其中有一两次，Bartlett 医生问了几个问题以确定某些事情，然后她再也没有打断 Lisa。当 Lisa 讲完之后，令她吃惊的是治疗师反而问她，打算如何解决这个问题。"这就是我来这儿的目的，" Lisa 喃喃地说："你是治疗师，你能帮助我吗?" Bartlett 医生笑着说："我只能帮助你们两个人自己帮助自己，你的丈夫也应该参与进来，夫妻间出了问题，只有夫妻双方共同努力才能解决。你真正需要做的是和他一起来。"

Lisa 顿时感到很沮丧，她怎么跟丈夫说呢？

但是她知道必须告诉他，因为他们之间的关系已经很紧张了。上一个星期，他们之间甚至都没有眼神的交流，她很怀念以前的生活。是的，他们是丈夫和妻子，但同时他们还是最好的朋友，这才是让她最珍惜的。丈夫做手术已接近一年了，他们之间的关系越来越差，丝毫没有好转。她必须努力去改变这一切了。

一天晚饭后，Lisa 请丈夫和她一起去散步。在充斥着玫瑰花香的晚夏，他们散步在街头。Marty 感觉到妻子有话要说，他很担心她会说分手。他知道上次冲妻子发火太过分了，但是自己所经受的一切实在是难以接受，所以才会发火。Lisa 说："有些事情我要告诉你，你可能会暴跳如雷，但是请让我说完，然后你再生气或不理我。我去看了一个治疗师，把我们的问题告诉了她，想请她帮助我们。她告诉我，我们必须一起努力，仅凭我自己不行。另外，可能让你感到不可思议的事情是这个治疗师不是一个谈话的治疗师，是一个性治疗师。如果这让你感到不愉快，我很抱歉，但是，我实在想不出别的办法了。"

Marty 沉默了一段时间，不知从何说起。他并不怪她，只觉得自己的命不好。他也意识到他们需要努力做点什么，其实是他自己需要去做点什么，但是他并没有想到需要看性治疗师。他能感觉到妻子很紧张，自己应该说点什么。"我以为你要告诉我你要离我而去。"他说。让他吃惊的是妻子开始笑了起来，她笑得很大声甚至引起了一家的狗叫了起来。"离开你？你真是这么想的吗？为什么我要离开你？"Lisa 尽量平静地说。但是眼泪却止不住地流了出来。"我怎么能离开你呢？"他们停下脚步，彼此凝望，"我想，我们有很多问题需要讨论，需要解决。"Marty 眼含热泪，激动地说："让我们一起去看你找的这位治疗师吧，但是我警告你，我决不在她面前做爱。"

要点提示

- 性爱出现问题通常是由于交流及伴侣间的关系出现问题所导致。

Katz 医生的解释

许多人不知道什么是性治疗师。Lisa 感到被别人看到走进治疗师的办公室会很尴尬，Marty 则认为他们会在治疗师面前做爱。性治疗师是受过高等教育的专业人员，他们是研究和解决性问题方面的专家。同时，他们也是帮助夫妻解决性爱问题的专家，通常是通过交流和其他的一些方式解决问题。

谈话和接触治疗

一个星期后，Marty 和 Lisa 一起去治疗师那里。令他吃惊的是，治疗师的办公室和泌尿科医生的在一座楼里，但他并没有说什么。进入办公室后，他们受到热情的接待。Marty 有点不知所措，Lisa 拉着他的手一起坐下。治疗师先说话了："Lisa 已经告诉了我你们之间发生的事情，让我说说我所听到的事情，以便进行治疗，可以吗，Lisa?" Lisa 点点头。她还没来得及告诉 Marty她对治疗师说了些什么，因为他们来之前仅仅一起待了 1 小时。"Lisa 告诉我她感觉自己像是从你的生活中被割裂出来了，你们现在疏远了很多，彼此很少交谈。她还告诉我当她问起你们上次做爱的时间时你们还大吵了一架，她觉得上次做爱是很久以前了，好几个月了，你和她都记不清了。"

Lisa 低着头，手翻来覆去地动着。Marty 意识到该自己说话了，开始时他很犹豫，但是很快便流利地说了起来。是的，很长时间了，实际上已经三个半月了，但是他出现了问题，不知道如何解决。治疗师很温和地请他描述一下出现了什么问题。"漏尿，" 他小声地说，"每次我性兴奋时都会出现漏尿，这让我很郁闷，我不知道在做爱时出现这种情况，Lisa 能否忍受。”秘密最终被说出来了，Marty 注视着 Lisa，不知道她会有怎样的反应，他在她的脸上看到了痛苦、怜惜和爱。“我并不知道是什么原因让你逃避，”她静静地说道，“手术后，刚开始时我觉得挺好的，你的性功能恢复了，有几次我们也做爱了，但是突然就停止了，我不知道为什么。”

Katz 医生的解释

人们很难在一起谈论一些敏感的话题，尤其是与你深爱的人。但是如果不交流，就会产生并建立错误的想法。但在专业人士的指导下，彼此间的交流就变得容易多了。这看起来很奇怪，但或许因为面对一个不带任何成见的局外人，更容易使人吐露自己的真实感情。

一个有益的建议

Bartlett 医生让他们交谈了几分钟，他们对于彼此间产生的误解及错误的假设都感到歉疚。但是她很快就将话题转移到眼前：“Marty，关于漏尿我能问几个问题吗？你可能并没有意识到这是一个很常见的问题，我有很多建议或许对你有帮助。”Marty 点头同意了，治疗师便开始提问，他回答了问题，Lisa 在旁边认真地倾听，当他说到这个问题是如何困扰他时，她吃惊地瞪大了眼睛。

随后，Bartlett 医生和 Marty 讨论了关于尿失禁的问题。Marty 不知道当有性欲望或阴茎勃起时出现漏尿是一种常见的现象，他很吃惊他过去为了掩盖这个现象所采取的一些措施，如在淋浴时或在浴盆中做爱是很好的方法。治疗师告诉他还有一些其他的方法可能有用，如戴避孕套，但是 Marty 似乎不乐意。她继续说，每次性交前排空膀胱也会有用，Marty说那做爱一定要快，否则就要出问题，于是大家都笑了起来。“我还有另一个建议对你可能会有所帮助，”治疗师从抽屉里拿出一个短的管状的东西，“这是一个收缩带，当你的阴茎勃起时，把它放在阴茎根部病收紧它，性交时就不会漏尿了，而且会使阴茎勃起更坚挺，勃起时间更长。”她以就事论事的语调讲着，并用左手三个手指演示着如何应用收缩带。第一次就诊的时间很长，Marty觉得很有帮助。

要点提示

- 专业的帮助是很有益的。请教那些具有处理男性癌症患者性问题经验的咨询师或治疗师。如果治疗师的帮助很有效，请告诉你的泌尿科医生或家庭医生，这样他们可以为其他患者提供指导。

Katz医生的解释

对于一个能够勃起的男性来说，应用避孕套来防止漏尿是一个很好的选择。这只对那些能够勃起的男性有帮助，因为疲软的阴茎很难套入避孕套。但是许多男性不喜欢使用或从来没用过，也不想开始使用。收缩带对于防止漏尿很有效，还可以帮助阴茎更坚挺。收缩带是用硅胶做成的，放在阴茎根部并收紧，它通过挤压阴茎内的尿道从而防止漏尿。有一种型号的收缩带如Actis带，可以在网上购买。

随着时间的迁移，漏尿会逐渐改善，许多患者在术后的第二年及第三年改善了，因此，应该看到改善的希望。目前并没有有效的药物来解决这个问题。一些人发现盆底肌肉训练会有所帮助。一些特殊的物理疗法也会有帮助。你可以通过联系美国理疗协会寻找这方面的方法。

解决问题

从诊室一回到家，Marty 就上网订购了一个收缩带。当看到这只需花费不到 20 美元时，他感到很高兴，但他对收缩带能否有效仍持怀疑态度。回家的路上，夫妻俩在车里讨论是否继续去 Bartlett 医生那里就诊，医生希望他们继续就诊，这样他们可以讨论这些隐私的问题。Lisa 很想继续，但是 Marty 并不愿意，他想现在他们已经有了可能解决问题的方法了，他们会好起来。能否解决问题只有等待时间的回答了，但是他们肯定会共同努力的。

（李清译　胡浩校）

第八章

抑郁症

我失去了很多

很多夫妻及个人都为他们的性生活发生了改变而感到失望，并出现很多情感问题，包括焦虑、抑郁以及挫折感，这主要是由于癌症及其治疗使他们失去了很多东西。

Roy 深知自己应该感到庆幸，因为自己仍然活着；他患有 4 期黑色素瘤，预后不是很乐观。通过手术和化疗，他能够再多活 2 年，所有人都鼓励他要乐观地生活下去，包括他的妻子。但是他却发现自己无法再像以前那样快乐地生活了。所有事情都黯淡无光，而他自己却毫无办法。

通过这个故事，你将学到：

- 很长时间治疗后，抑郁是如何出现的。
- 抑郁的治疗是如何影响性功能的。
- 有效治疗抑郁的其他方法。

Roy 的故事

Roy 成长于距加利福尼亚州南部海边约 1 公里的地方。他长得和在广告中常见到的阳光男孩一样：皮肤晒成了棕色，金发飘逸，笑容灿烂。他每天都去冲浪，即使上了大学也没有中断过，在找工作的时候，他同样选择了待在户外。Roy 在一个公园的部门里任职，大部分时间他可以待在户外，既可享受着阳光，又可监督工作。

Roy 的皮肤终日暴露在阳光下，这么多年来他也为自己有着这样的肤色而感到自豪。尽管他的妻子 Susan 总是提醒他涂防晒霜、戴帽子，但他全当作耳边风。他一向酷爱阳光。年轻时，他总是在初夏就全身涂满橄榄油以确保自己是众多男孩中最黑的。那时他的后背有过多处晒伤，后来痊愈了。

2 年前，Susan 发现他的腋窝下长了颗痣。Roy 没当回事，但 Susan 坚持让他自己照照镜子，给他指出那颗痣。这颗痣是新长的，有一角硬币大小。而让 Susan 感到不安的是它长得很不规则，而且颜色也很奇怪。她一看到这颗痣就感到很恶心，有想吐的感觉。Susan 当了 25 年护士，虽然她在儿童外科工作，但她很清楚这颗痣并不正常。她坚持让 Roy 去看执业护师，并立即为他做了预约。

接下来的 2 周，Roy 过得像在梦里一般。执业护师一看到那颗痣就将 Roy 带到了隔壁外科医生那里，并做了活检。3 天后的结果表明：这颗痣已是 4 期黑色素瘤，他还需要做进一步的检查以判断瘤是否发生转移。接下来的几天，Roy 接受了一连串的检查。他做了胸透、CT 扫描以及很多抽血化验。最终，第二周的周五，他和 Susan 一起去医生那里取结果，但结果不容乐观。癌细胞已经扩散到淋巴结，并且右肺上也发现两个斑片状影。这提示 Roy 需要接受手术和免疫治疗，而且还可能需要对肺部进行放疗。Roy 目光呆滞地望着窗外。医生的每个字眼都像炸弹一样在他脑中轰响，他也感觉到 Susan 在他身边强忍着哭泣而不断颤抖。

此后，接连几周的事情他都不太记得了。他接受了手术治疗，切除了肿瘤，但手术导致他的手臂下留下了一大块没有肌肉组织的区域，只有皮肤在上面覆盖着。这块区域从腋窝下一直延伸到腰部，并从肩胛骨一直到前胸，就好像烧伤一般，苍白而光亮。他再也不敢在洗澡之后照镜子看自己的身体了。他也接受了肺部放疗，以控制转移的癌细胞，取得了一定的疗效。同时他还需要接受免疫治疗来帮助机体抵抗癌症的侵袭。药物注射也对 Roy 的恢复有帮助，而且 Susan 在家里就可以给他注射，但他却恨透了这些让他难以忍受的药物。他感到自己就像得了感冒一样，一直疲惫不堪。

Katz 医生的解释

黑色素瘤是一种由于暴露在日光下而引起的恶性程度很高的肿瘤。长时间暴露于阳光下以及晒伤，特别是在儿童时期，都会增高皮肤癌的概率。若原有的痣发生了改变，或者皮肤上长出了外观不规则的新生物，均应该引起关注。黑色素瘤的治疗包括手术切除肿物及周围的组织，以及其他的辅助治疗以阻止癌细胞向其他器官转移并缓解症状。

丢了工作，失了运气

他已经将近 3 个月没有工作了，手头也开始拮据起来。他没有告诉 Susan，不想让她担心，但自己却压力重重。早在他离职去接受治疗前，工作情况就不是很好，他担心等病好了再回去，公司也不要他了。自己查出癌症后的几个星期，老板还给他打过几次电话，但之后就杳无音讯了。直到有一天，人力资源部门通知他，公司想和他面谈。

Roy 没有告诉 Susan 这件事。她一直在加班赚钱，Roy 能看出她很累、压力很大。对此他感到很难受，不单单由于 Susan 辛苦的加班，还因为自始至终 Susan 一直是他坚强的后盾。自打他做完手术，Susan 一直细心地照料他，给他打针，开车载他去做放疗，即使 Susan 下夜班后已经很累了，也只是趁着 Roy 接受治疗时在车上补觉而已。

这个周末，他趁 Susan 上白班的时候去见了人力资源部门经理。他有预感这次不会是好消息，但是他需要时间去想想该如何告诉 Susan 这件事。人力资源部门经理处理 Roy 这件事很是圆滑，但最终还是告诉了 Roy 这个坏消息：他被解雇了。在 Roy 离职的这段日子里，人力资源部在结构上做了调整，他们已经不再需要 Roy 了。他们给了 Roy 一个白色信封，里面是一张 6 个月薪水的支票。就这样，Roy 被解雇了。

事情发生后，他独自开车去了海边，坐在车里，凝视着海面，脑子里一片空白。他回想起年轻的时候，他想起了在海滩上度过的美好时光及其他美妙的事情。那时一切都很单纯。他最在乎的无非是下一个打来的海浪，下一个遇见的女孩，还有下一次要经历的冒险。那时的他是多么的幸福，然而现在却感觉不到一点幸福了。他到底应该怎么告诉 Susan 这一切？他又在车里坐了一会，努力不去想这一切。

他把事情告诉了 Susan，Susan 的反应正如他所料，她的脸色瞬间变得苍白，飞快地摇了摇头，耸了耸肩膀，并看着 Roy 说道："会好起来的。相信我，一切会好起来的。"从某种程度上说，确实如此。Susan 继续留在医院工作，但是换了一个岗位，只需要周一到周五白天工作。这份工作的工资同前一个相同，而且没有那么累了。她开始在家里卖维生素，这份工作可在周末完成，着实为家里减轻了不少负担。Roy 开始为一家园艺公司做顾问，有那么一段时间他很喜欢这份工作。他申请了很多与自己专业相关且稳定的工作，但都没有成功。

海底

之后几个月，Roy 越来越沮丧。他感到自己是如此的失败。Susan 包揽了所有事，而他自己却不能帮上什么忙。Susan 发现他开始变得沉默寡言，但由于实在太忙了，加上兼职销售工作，所以并没有说什么。他把车停在一个小停车场，开始花很长时间坐在车里，望着海滩。现在是冬天，每天都有冲浪的人等候着下一个巨浪的到来。在车里望去，那些冲浪者就像一只只黑色的小鸟，随着浪波上下浮动。这种感觉是多么美好啊。

Roy 自己似乎并没有意识，下车穿过海滩走到海边。他没有脱鞋，海风凛凛，穿透了夹克。海浪好像在召唤他，他开始往海水中走去，冰冷的海水没过脚踝，又没过膝盖。虽说海水很冷，而且穿着衣服下水的感觉很奇怪，但是他要的就是这种感觉。一个大浪将他击倒。他费力地站起来——他的衣服阻碍了他的活动——然而他继续向更深处走去。

冲浪的人们发现了他，冲他大喊，拼命地向他划去，但这一切 Roy 都没有意识到。再次回到水中，他感觉太好了，就像回到家一样。冰冷的海水灌入他的耳朵，没过了他的眼睛，最后他的脚也脱离了海底，他终于到家了。

这种宁静被打破了，他感到胸前有一双手抱着他，同时听到了一个年轻的声音在呼唤："伙计，你在干嘛？你吓死我了，伙计！"他试图屏蔽掉这些话，挣脱这双有力的臂膀再次回到海洋的深处。但是这个年轻人比他强壮很多，力气很大。没过多久，一个大浪就把他们推到了海岸边，他们躺在湿湿的沙滩上，上气不接下气。这个年轻人询问他的名字，而 Roy 只是闭着双眼躺在沙滩上，一言不发。年轻人赶紧向岩石后面的一堆衣服跑去，从包里翻出一部手机。没过几分钟，警笛声隐约传来。

救护车到达医院时，Susan 就已经在急诊室等待了。Roy 的手机在口袋里，但已被海水泡坏了。他把 Susan 的工号给了急救人员，他们一到医院，Susan 就向 Roy 冲了过来。她表面上保持着冷静，但是她的双眼却掩盖不住痛苦。她亲爱的“黄金 Roy”怎么会做出这种事？就那样走进大海里？竟然没有想过她，就这样结束生命么？她感到难过、困惑、悲痛、害怕，当然还有一点愤怒。

护士和医生们很快对他进行了检查，然后告诉 Susan 他的身体没有大碍。根据处理自杀者的常规流程，他们叫来了值班的精神科医生，并让 Susan 和她的丈夫稍等片刻。Susan 坐在 Roy 的床边，但是 Roy 只是闭着眼睛背对着门躺着。她的心里充满了疑惑，不过她知道现在最好让他自己先安静安静，等着精神科医生来。此时的沉默袭入她的耳朵，扎进她的心里，这种沉默比任何声音都要悲切。

抑郁和绝望

接下来不到一个小时，精神科医生与他们俩分别进行了私下的交流，并要求 Roy 2 周后复诊。他给了 Susan 一张抗抑郁药的处方，要 Roy 服用。医生走的时候说：“你可以在回去的路上买，坚持服用 2 周或者 3 周就能见效。”Susan 在开车载 Roy 回家的路上，在药店停下并买了药。

但是这一路他们一句话也没有说。到家后，Roy 径直走回自己的房间。他也没有出来吃晚饭，但 Susan 并没有打扰他。她心里清楚在跟 Roy 说话前必须先搞清楚自己心里的感受。

她躺在 Roy 旁边一夜无眠。Roy 好像睡着了——她能听见他时不时地打鼾——但是她一直在黑暗中睁着眼睛。他们到家后，Susan给工作的医院打了个电话，告知他们因家里有点急事需要请几天假。事已至此，医院里大部分人应该都知道了他们的事——Susan的丈夫试图自杀！他试图淹死自己，而后得救被送到了急诊室。这件事她并不在乎，也不管别人是怎么想的。她只想知道为什么事情会变成这样。他得了黑色素瘤，仍能幸存下来，应该是谢天谢地了！这是多么幸运啊，他难道不知道？

第二天早上，Roy来到厨房，Susan正在给自己沏茶。他的头发蓬乱，乍看起来就像Susan第一次见到他时的模样，那么年轻，还带着一点青涩。尽管她一宿没睡，也很生气，但是她还是放下手中的茶杯，紧紧抱住了他。Susan把他搂住，抚摸着他的头发，她感觉到Roy放松了下来。他的脸庞靠着她的脖子，泪水打湿了她的头发。“对不起，Susan，真的对不起。”他低声说道，“我只是感觉糟透了。你承担了所有的事情，而我什么也帮不上，我真的好难受。”Susan听后，很理解Roy的无助。她不再生他的气了，他听起来好无助。

和往常一样，他们在床上通过做爱原谅了彼此。这是他们解决争执的方法，一向如此。性生活是他们关系中很重要的一部分，尽管这些年来性生活有了些变化，但是他们彼此仍很有精力。Roy术后和治疗期间的日子对他们来说很不容易，而之后Susan也一直在努力地工作。不过他们还是找到了解决方法。

Katz医生的解释

抑郁对于任何一个阶段的癌症患者都是很常见的。有些人在确诊的那一刻就会变得抑郁，有些人则在治疗期间发生。很多人过于投入在与癌症的斗争中，而治疗结束后，他们却变得抑郁了。

这让人很困惑：治疗都结束了，难道不应该感到高兴和解脱么？为什么这时反而要沮丧呢？原因有很多。当治疗结束后，人们就有时间静下心来去回想发生过的事情。也正是这个时候，他们开始注意到自己外形上发生的变化。一旦不再忙于治疗，人们就有时间去思考，而这个时候就要面对现实了。

大部分抑郁患者不会试图自寻短见。但毕竟人和人不一样。Roy 并没有事先安排过什么，看起来他自己都不知道自己在做什么，就那么走入了冰冷的海水中。他很幸运，在生死关头有人在旁边把他救了回来。事实上，如果试图自杀是寻求帮助的一种手段，那么它的确奏效。Roy 最终看了精神科医生，并开了药。

前进一步，后退两步

第二周周末，Roy 感觉好多了。他对当时自己那样难受，做出那样的事感到非常惊讶，可当时他却完全没有发觉。他的睡眠较前有了好转，食欲也恢复了。他也开始爱说话了，他和 Susan 聊了一些之前不会聊的事情，比如他的一些让她烦恼的举动。Susan告诉 Roy，在他消沉的这几个月中，她感觉像被抛弃了一样，而且她还得负担起他们的日常生活，但是 Roy 却对她没有表现出任何情感上的支持。Roy 对这话很不满意，他认为 Susan 在责备他没有工作。没过多久，他们就发生了争执。

争执并没有持续很久。没过几分钟，Susan 意识到自己说了他很敏感的话题，于是向他道歉了。按照惯例，他们在房间里的沙发上做爱进行和解。做爱一开始他们和往常一样，但过了一会，Susan 发觉有些不对。Roy 好像一直没有达到高潮。这种情况以前从未发生过，她不知道该怎么办。她是否该说点什么？Roy 在想什么？她感到有点累了，而且还有点痛，但是 Roy 仍在继续。最后他停了下来，躺在 Susan 身边，上气不接下气，头发被汗水浸湿而呈现棕色。“亲爱的，你到底怎么了？”Susan 问。

“我不知道，”他说，“以前从没发生过。但确实感觉很奇怪。你觉得呢？”

Susan 并没有马上回答，而是想了几分钟。Roy 开始服用抗抑郁药那会，她读过从药剂师那里拿来的患者培训资料。Roy 并没有读，但她作为一名护士，必定会读这种资料。她了解到这种药物可影响服用者达到性高潮。也许这就是命吧！这个药的效果在很多方面都体现了出来。虽然 Roy 有了很大好转，但还是面临其中一种不良反应。Susan 觉得自己必须告诉他这些，可又害怕他会因此而停药，导致疾病复发。Susan 从沙发上坐了起来，穿上了衣服。“我去沏点茶，然后咱们聊聊这件事吧。”她建议道。

Katz 医生的解释

选择性 5-羟色胺再摄取抑制剂（selective serotonin reuptake inhibitor class，SSRIs）为常用的抗抑郁药物，其不良反应之一就是性高潮的延迟或缺失。该不良反应在男性及女性中都会发生。该不良反应也使这类药物具有治疗男性快速射精的疗效；但该用法未被临床试验认可（该用法没有经过美国食品及药品管理机构批准）。在使用这类抗抑郁药的患者中，高达 80％的人会出现此不良反应。很多人由于不能忍受该不良反应而擅自停药。但对于那些不良反应严重的患者来说，还有其他选择，有一些药物的不良反应较少，更易

要点提示

- 未经医疗人员许可，不可擅自停药。
- 一定要询问给你开的药是否有副作用。

于让人们接受。擅自停药以及不进行进一步的治疗都会导致抑郁的复发，甚至加重。

一个可行的解决方法就是尝试另一种抗抑郁药物，也许这种药副作用较少，可以改善情况。有一种抗抑郁药叫做安非他酮（bupropion）（威博隽®，GlaxoSmithKline），不良反应较少见，即使有，在性方面的不良反应也较轻，有时可以与其他抗抑郁药物联合用药。据报道称，有人服用这种药物后，性功能确实恢复了不少，包括性欲的提升和更强烈的高潮。

自助

Susan 沏了茶，和 Roy 坐在外面的阳台上讨论最近他们面临的问题。她并不想谈论这些，但是她知道她必须要这么做，而且就是现在。“亲爱的，”她开始说，“你所服用的抗抑郁药，其中一个不良反应就是延迟性高潮。这是很常见的，我实在很抱歉它发生在了你身上。”Roy 很生硬地回答：“你为什么要道歉？这又不是你的错。不过我不会再吃那些药了。就这样。”Susan 知道他会是这种反应。他会停药，然后可能再度陷入抑郁。于是她恳求他继续吃下去，他们也会尽快找到其他办法。Roy 同意再吃一周。

她不能忍受 Roy 再度陷入抑郁状态，所以她在医院做了一些调查。她向同事询问了一些关于抗抑郁药物选择的问题。其中两名护士建议她去问问一位精神科医生，他正在做职员援助项目。于是她给那位医生打了电话，立即做了预约。医院里的所有职员都可以通过此服务获得情感上的支持。但 Susan 并不是因为自己有问题而去看精神科医生，这让她感觉很怪，但是她只能这么做。

她很幸运，预约第二天就安排上了。这位心理医生是一个与她年龄相仿的男性，但给人的感觉跟 20 世纪 60 年代的人差不多。他穿着皮革凉鞋，花衬衫，没有系领带，束在脑后的头发看起来像一条皮鞭。Susan不敢直入主题，于是她以抱歉占用了医生的时间开场。而Dave则很平静地告诉Susan接下来的一个小时都是她的，任何人有问题都可以给他打电话，用不着道歉。Susan深呼了一口气，开始讲述。她告诉医生关于Roy的问题，说着说着，她感到自己满脸通红。当她意识到她又在为丈夫这件事感到抱歉时，笑了出来。Dave医生很耐心，他会问一些问题引导她讲出整件事，从Roy的诊断开始讲起。Susan则告诉了他这一切——从手术，失业，试图自杀，到最后的抗抑郁药以及性功能障碍。

Dave医生问Roy有没有定期去看精神科医生。而Susan也意识到他们忘了去复诊。她睁大了眼睛，很是惊讶。

他们怎么能忘了呢？Dave建议他们要做两件事：第一，Roy必须去精神科医生那里复诊；第二，Dave让Susan定期来找他复诊。Susan对此很感谢，也对医生说她很关心自己的丈夫，绝对不会忘了来复诊的。她离开的时候，从候诊室的桌上拿走了一本小册子《如何应对抑郁》，塞进了手提包。

Katz医生的解释

治疗抑郁有很多方法。Susan在这方面很积极主动，既帮助了Roy，也帮助了自己。去找给你开处方的医生复诊是很重要的，对于服用抗抑郁药物的患者来说尤为重要。因为很多人刚感觉有了好转就不继续服药了，或者像Roy，因为出现了自己不希望出现的不良反应就要停药，因此保持与这些医生的联系是非常重要的。感觉有了好转并不代表抑郁症就痊愈了。很多人都会发现一旦停药，抑郁症很快就会复发。

要点提示

- 要预约复诊并定期赴约。
- 把出现的任何不良反应记录下来，无论大小。列出清单可以保证所有问题都能得到处理。

表明立场

Susan 再次和 Roy 谈起去看精神科医生的事。他不太想去，担心医生会给他开更多的药，他实在受够了！Susan 通读了从医生办公室拿来的那本小册子，并建议 Roy 也看一看。但他很不情愿，于是 Susan 威胁要念给他听，他才答应在复诊前看一看。

Roy 去复诊的那天下午，Susan 请了假，并和他约在医生办公室见。Roy 认为她完全没有必要这样做，但 Susan 一再坚持。

她想知道 Roy 和医生都说些什么，同时她自己也有些问题要问。他们在候诊室里见了面，默默地坐着，等着就诊。几分钟后，他们被带到了诊室中，里面坐着一位高个子、留着红发和大胡子的医生。Susan 觉得这个医生不是当时在急诊室里为 Roy 看病的医生。的确是这样，这个医生叫做 Mann，并告诉他们他会代替原来那位医生给 Roy 看病。接着他开始问问题。Susan 感到 Roy 开始紧张起来。她知道 Roy 在想什么：为什么还要再回答一遍这些问题？为什么他还要来就诊？

Susan 很快替丈夫做了回答。她说 Roy 出现了不良反应，影响到了性生活，而且他不想继续服药了。当她提到性生活的时候，Roy 突然抬头瞪着她，他本没有打算把这些告诉任何人，而她就这么说了出来，而且还这么大声！Mann 医生点点头，转向 Roy："我们到底要讨论什么？"Roy 不知道该怎么说。Susan 又替他回答了。她告诉医生，Roy 在服药期间会出现延迟射精，他们想知道有什么好的治疗方法。她告诉 Mann 医生，她看过一种谈话疗法，与药物治疗一样有效，而且没有副作用。她也看到过锻炼也会有帮助。说了这么多，她停了下来喘了一口气，而 Roy 吃惊地看着她。她真是太独断了！即便她有自己的想法，但是这是两码事！

Katz 医生的解释

带个人与你一起去看病，尤其是那些可以在诊断或治疗上给你建议的人，这是个好主意。陪你同去的人往往更客观，并且事后可以回忆起更多的细节，这些对你都是很有帮助的。一些医生，包括肿瘤医生，常建议你录下谈话内容，以方便你在需要的时候能够重温这些细节，确保你理解了所有的信息。

陪你同去的人也可帮你做些记录，方便你日后回顾。

要点提示

- 2 个人总比 1 个人听得清楚，每次去看病时都带个伙伴。
- 征求医生的同意，把你们之间的谈话录下来。
- 对医生重复一遍他刚刚讲过的话，以确认你全听明白了。

做出选择

Mann 医生听着 Susan 的话，不时点点头，并很奇怪地做着笔记。她说完后，他说 Roy 有 Susan 这么一个伟大的拥护者，Roy 很同意。Mann 不知道自己为什么没用**“母老虎”**这个词来形容 Susan 的强势和担当，不过拥护者听起来更好。接下来，Mann 为他们提供了一些可选的治疗方案。Roy 可继续药物治疗，并有希望改善性高潮方面的问题。Roy 刚要说什么，Susan 把手放在他胳膊上示意，于是 Roy 把话收了回去，让医生继续。另一个方案是 Roy 可以在周末的时候停止服药，这样这两天不会出现不良反应。Roy 对这个建议摇了摇头。Mann 笑了笑，然后继续讲了下去。他同意 Susan 所提到的关于谈话疗法与药物疗法效果相当的说法，但是并不适用于所有的抑郁症患者。也有相关证据表明运动可以改善情绪。所以，Roy 仍有一些选择。

Roy 立刻否决了有关服用药物的方案。Susan 知道这样做未必正确，但毕竟药物会影响到 Roy 的身体，所以还是应该由他来做最后的决定。Roy 告诉医生他在这次复查前一直坚持服药，而现在他想要摆脱药物治疗，试试谈话疗法。Susan 也立刻提议要和他一起运动。Roy 忍不住嘲笑妻子的想法，她这么忙，哪会有时间运动……但一向声称自己什么都知道的 Roy，着实对 Susan 今天的表现感到惊讶！

Katz 医生的解释

就如这个精神科医生所说，的确已有证据表明谈话疗法（俗称认知疗法）可以治疗抑郁。同样，运动也有一定帮助。但治疗的效果因人而异，有些人可能有效，但不一定对所有人都有效。

对于 Roy 而言，很重要的一点就是定期与精神科医生联系，并对心境状态进行评估。对于每一位患者来说，有必要让他们认识到任何药物都会有作用，不要让他们做一些违背自己意愿的事。

3 个月后

Roy 开始定期去 Mann 医生的同事那里看病。起初他并不认为谈话会有多大帮助，但令他惊讶的是，这确实有效。他们谈了 Roy 的癌症以及这在他的生命中的意义，谈了他的工作以及失业是怎么改变他对自己的看法的。Roy 惊奇地发现原来自己并没有真正走出癌症的阴影，取而代之的是掩盖自己对健康的担忧。一直以来，他都认为自己是家里的支柱，但在治疗期间离职以及之后的失业让他感到很无能、很自卑。

Susan 为了让 Roy 能够得到更多的锻炼，哪怕要做出牺牲，还是信守了她的承诺，努力做到一周散步 3 次，每次至少 1 小时。在这一小时里，他们聊了彼此的很多变化。Susan 告诉 Roy 自己能够通过这样有意义的方法帮助彼此改善生活，非常自豪。Roy 承认对于此事他的感情曾一度混乱，他也开自己玩笑说自己像个吃软饭的人。他终于开心地笑了，心情也好多了。这段时间，Roy 瘦了，肚子也减了下来，Susan 常笑他说他又像当初那个冲浪男孩一样性感了。他们的性生活也有了改善。Roy 总将这归功于自己身体好，但 Susan 知道真正的原因：Roy 碰触过生命的尽头，现在他重返阳光下，生活比任何时候都要明媚。这可能就是完美的结局吧。

（孙玥译　武思文校）

第九章

沟　通

我有一点小问题……

针对性生活的感觉进行交流常常很困难，尤其是在罹患癌症之后。如果是治疗后存活的单身癌症患者面临这方面的问题可能就更为显著了。什么时候可以告诉你的新伴侣你失去了这方面的功能，或是你没有了生育能力，又或是你曾经因患癌症接受过治疗？

John在5年前患淋巴瘤接受过干细胞移植的治疗。那段日子过得很艰难，他的婚姻也在他确诊后差不多一年的时候走向了终点。过了很久，他才开始认真考虑重新约会的事情。现在，孩子们长大了，他也遇见过对自己很感兴趣的对象。但是，他应该怎么告诉她关于患癌症的事情呢？

在这一章里，你将了解到：

- 如何向你的新伴侣吐露自己曾经患癌症的事情。
- 怎样应对你的新伴侣对于了解这一问题后产生的恐惧。

John 的故事

回顾过去的 5 年，John 不敢相信自己一步一步走了过来。5 年前，他被确诊为淋巴瘤，接下来就是一场噩梦。确诊后没过几个月他就接受了干细胞移植。移植的过程本身很简单，但准备的过程却很复杂。John 在医院里花了好几个星期做准备。他全身都接受了放射线照射，并接受了化疗以杀死体内的癌细胞。供者的干细胞注射至他体内后，就是漫长的等待，等待注入的干细胞发挥作用。

整个治疗期间他都住在医院的隔离室里。护士都戴着口罩、手套以及特制的外衣进入隔离室，防止他受到感染。他只能看见护士的眼睛。护士们只是给他输液或量体温，然后就离开房间，不会逗留。他的妻子 Miriam，在他刚住院的时候几乎天天来看望他，但时间一长，她来的次数越来越少，借口也越来越多。起初，她说自己因为感冒，所以不能接近他。之后她说看见丈夫病得这么重实在是太难受了。再后来，她的借口更是一个接一个。当时他病得太重了，没有考虑这些问题。当病情逐渐开始好转时，他躺在床上，开始思考这段婚姻到底怎么了。那时，他有 2 个孩子，一个 10 岁，一个 12 岁。尽管他不怎么见到他们，但他们每天都会打来电话并寄给他视频和贺卡。他们不怎么说起妈妈的事，而 John 也知道并不太合适去问他们到底发生了什么。

出院两天后，Miriam 告诉了他真相：她要离开他了。她说这段婚姻让她很长时间以来都很不开心，而他住院的事情更加让她确定她想要结束这一切。她独自离开了，没有带走孩子。几个月后 John 才发现，原来在他住院时，妻子与别人约会，并和那人住在了一起。一切都结束了，他现在面临着一个人带着两个孩子，而且还要花很长一段时间来养病。

Katz 医生的解释

当伴侣出现健康危机时，并不是所有人都可以表现得很高尚。虽说我们相信自己遇到这种情况时会给对方提供帮助并理解他们，但一些人仍然会选择离开。离开的原因可能是感到很孤单，自己应付不来，于是便和别人在一起寻找出路。

要点提示

- 健康危机可以使有些感情变得更加牢固，但是反过来，像这个故事，可以使有些感情破裂。
- 如果你的感情出现了问题，请寻求咨询和支持。
- 如果感情破裂了，不要责怪自己，得了癌症并不是你的错。

向新生活前进

John 花了很长一段时间才从这个变故中走出来。干细胞移植后的第一年，他在身体上和情感上都历经艰辛。他没有回去工作，但在某种意义上，这是一件好事。他需要时间去尝试和适应如何撑起这个家，如何照顾孩子们。他不敢相信两个孩子的日常活动竟如此复杂。他的两个孩子一个 11 岁，一个 13 岁。虽说是好孩子，但他们脏、乱且吵闹，把家里弄得乱七八糟，就好像龙卷风吹过一般。他们习惯了妈妈为他们做好所有的事情，然而 John 不会像妈妈一样去做，也不可能做到。他希望小 John 和 Tim 可以自己整理房间并轮流打扫浴室；然而大部分时候，他必须吼他们，他们才会去做，而他并不喜欢这样。但是他们得学着为家里分担点事，毕竟最开始，John 确实没有精力去做太多。

孩子们逐渐长大后，情况有了改善。John 回去工作了。他觉得自己和刚刚确诊的时候有了很大改变。他轻了 25 磅，也感到老了很多。他在一所平面设计公司工作，同事都是一群临时员工。他们很欢迎 John 回来工作，很快他就像往常一样忙碌起来。第一个星期他觉得自己像一个备胎，他没有参与任何一个项目，也不知道自己该干些什么。不过在这周要结束的时候，公司的一位高级员工 Len，让他加入了一个新的项目。John 最终回到了工作中，对此也感激不已。

Katz 医生的解释

干细胞移植后的头一年常常会很艰辛。疲劳是一个常见的不良反应，而且移植后的病人要小心避免感染。这一点使很多患者无法继续工作，很多接受移植的患者一年后才回去工作。而这时，患者也需要重新获得免疫，因为他们儿童时期建立的免疫机制被大量放射线及化疗破坏了。

要点提示

- 有需要时就主动寻求帮助。请朋友或家人帮你做些具体的工作（像洗衣服、洗盘子等），给他们一些力所能及的活。
- 当你由于太累了，无法做一些事时，就给自己找点乐趣放松一下。

生活依然继续

如果你独自一人抚养两个孩子，你会觉得 5 年过得很快。小 John 已经 17 岁了，并且准备离家去上大学。他被一所不错的大学录取了，并获得了网球奖学金，John 很为儿子感到自豪。Miriam 走后，John 的身体又刚刚恢复，这一年，John 过得很辛苦。但这段时间他也变得成熟了许多，他渴望去上学，并期待今后的挑战。Tim 15 岁了，与很多同龄的孩子以样，大部分时间都跟朋友一起，很少陪自己的父亲。John 知道这很正常，毕竟，他和小 John 也是这么过来的。但他还是禁不住去想如果只有他和 Tim 两个人在家会怎么样。

小 John 8 月初的时候离开家去了学校，家里变得很安静。John 带着 Tim 去野营。尽管玩得很愉快，但只有他们两个人在一起，感觉很奇怪。Tim 比他哥哥安静很多，John 为了打破这种沉默，就主动问了儿子很多问题。他们去钓鱼、去远足，晚上坐在篝火旁，看着火花在黑暗中跳跃。John 一周没有刮胡子了，让他惊讶的是，周末他发现 Tim 的脸颊也布满了胡楂——他的小儿子已经不再是个小孩子了！回到家后，Tim 又回到了他之前的生活方式，白天几乎都在睡觉，而晚上同朋友出去，次日清晨才回来。John 这才感到他正过着一个人的生活，而这么多年来，他第一次感到孤独。

夜晚的陌生人

John 很喜欢他在平面设计工作室的同事。他们很多人周五晚上会出去喝酒，但 John 几乎没有跟他们去过。因为他要回家为孩子们做晚饭，这似乎更重要。但现在小 John 不在家，Tim 又几乎每天晚上都出去，所以那次野营后不久的一个周五晚上，John 和同事们一同出去了。他们一共 8 个人，6 男 2 女，去了工作室附近的一家酒吧。那周他们刚完成一个很大的项目，想好好放松一下，尽情地玩玩。那天 John 从未有这么开心过——至少很久没有这么开心了。

酒吧的生意很好，他们等了好一会儿才找到一张大桌子，好让所有人都能坐在一起。他们一坐下来就点了一大罐啤酒，之后一罐接着一罐。他们笑着，叫着，声音盖过了其他人的声音。没过多久，邻桌有几个人也加入了他的谈话中，John 发现在他边上坐着一位美女。尽管音乐声很吵，他还是很快和她聊了起来。

他们尽量让对方能听见自己，并不时地使用肢体语言进行交流。过了一会，他们同时看了看手表，并笑了出来，笑他们同时干了同一件事。他们一同站起来，分别跟自己同桌的人道别，然后穿过拥挤的人群向出口走去。

外面安静、昏暗，他们站在门外。John 有一点尴尬——现在他该做什么？这个女人介绍自己叫 Michelle，并伸出了手。“我是 John，”他回应着，感觉非常尴尬。“见到你很高兴，John。”她说。他们又站了一会，谁也没有说话，却也没有离开的打算。“你想喝杯咖啡么？”她问道。John 释然地笑了，他实在不敢相信他表现得这么差。毕竟他已经 45 岁了，除了护士，他就没有和其他陌生女人聊过这么长时间。

他们沿着街道走着，并找到了一家咖啡店，点了茶后，两人坐了下来。他们都笑了：为什么非要来咖啡店，而不在那边的茶店品茶呢？Michelle 很健谈。她看起来刚 30 岁出头，是一位建筑绘图师。Michelle 和 John 有很多共同之处，他们聊得很开心，话题一个接着一个。不知不觉，店里的伙计开始打扫店面了。原来已经 10 点 30 分了！John 很吃惊：时间怎么过得这么快！出门后，John 又陪 Michelle 等了会出租车。Michelle 走后，他穿过两个街区回到停车的地方，手里一直攥着那张留有 Michelle 电话号码和电子邮件的小纸条。

约会博弈

John 第二天就打给了 Michelle。他觉得或许有些太快了，但那时他并不懂约会博弈的规则。Michelle 很高兴 John 打电话来，他们约好周日的晚上一起看电影。他们都喜欢去市中心的那个小剧场，那里总放艺术类电影——他们又多了一个共同点！约会很顺利。看完电影，他们在电影院附近的一家小酒馆里吃了晚餐。餐后他们又坐了很久，店里的伙计又开始收拾了起来。

这次他们讲了讲彼此过去的事。Michelle 大学毕业后就搬来这里找工作。她没有结过婚，只是和从家里带来的一只 15 岁的猫一起生活。John 不知道应不应该告诉她自己过去的事。他告诉 Michelle，他离婚了，并且有两个儿子。她听了后似乎有些惊讶。他开着玩笑，说自己还这么年轻就要养两个孩子，但似乎没什么效果，所以就只好告诉了她自己真实的年龄。Michelle 35 岁了，然而他们之间这 12 岁的差距似乎并没有影响到她。然而他把这些事情告诉 Michelle 后，真不知道还该告诉她什么。他从来没有碰到过这种情况。得病的事情要不要跟她说呢？

Katz 医生的解释

要什么时候告诉别人你的过去，以及讲到什么程度，是很难决定的。把握好时机也许是最困难的一步：讲得太早了可能会吓着对方，但如果一直不说，他们又可能认为你在隐瞒着什么。但讲出这些又并没有一个绝对良好的时机。有些时候，你就应该告诉别人你的事。当你觉得彼此的关系已发展到一定程度后，就说出来。这需要勇气。你可能害怕被拒绝，尤其对方是你病后第一个约会的人。John 和 Michelle 第一次约会后关系就有了进展，所以对他而言，早说要好过晚说。

要点提示

- 相信你的直觉，你应该知道什么时候讲出来是最合适的。
- 告诉别人你患过癌症这件事没有对与错。做个深呼吸，大胆讲出来吧，接下来就是等着对方的回应或问题。
- 不要立刻讲出所有的事情。先简要说说，然后看事情是怎么发展的。

实话实说

下次约会，他们一起到 Michelle 家附近的湖边散步。John 知道他得说点什么了。他们聊着自己的童年，Michelle 向他讲述了自己小时候生活的农场。当她提到自己作为奶农的父母和兄弟姐妹时，声音有些哽咽。说到她兄弟姐妹的大小时，她犹豫了一下，然后告诉 John，她的妹妹小时候因为白血病而去世了。John 拉住她的手说："5 年前我得了癌症。我知道你可能不能接受这些，但我必须实话实说。如果你实在接受不了这些，接受不了你妹妹的事情，我们现在就可以结束。"Michelle 停下脚步，望着远方。John 觉得心脏像打鼓一样咚咚乱跳，心跳声仿佛在为她的沉默计时。然后她转过来一脸严肃地看着他："谢谢你的诚实，John。听了你的话，我也不确定到底是什么感觉。单看你的外表，没有人会猜到你曾病过。但我们确实要深入地谈一谈。我并不是要评判你什么，只是觉得我应该知道你得的病对我来说意味着什么，以及我该如何去接受这件事。"说着说着，她脸红了，也许她突破了自己的底线。他们也许也在互相接受吧？John 和她坐到一个长凳上，望着静静的湖水，开始交谈。

要点提示

- 完美的时刻会自己到来，这也就是坦诚相待的时候了。
- 不要想太多，心里怎么想怎么说。
- 讲出你的故事，不但维持了一段真诚的感情，而且也打消了对方对你的猜疑。

所有的真相

John 想告诉她一切，但他也不确定 5 年来发生的所有事他是否还都记得。住院那段经历对 John 来说刻骨铭心，因为 Miriam 背叛了他，而他无论如何也忘不掉。在他的记忆中，移植后的那年一直笼罩在阴霾下，单身抚养两个年幼的孩子弄得他精疲力尽，而恢复的过程也让他体力不支。所有的事情都是这么复杂!

他回答着她的问题，回想着他的种种经历，忽然感到很奇怪，因为他发现 Michelle 是第一个听他讲这些事的女人。事实上，她也是 John 离婚后第一个交往这么长时间的女人。一想到这个，他也意识到 Michelle 正是 5 年来第一个他喜欢的女人! 5 年对于任何一个人来说都是相当长的一段时间。而这 5 年到底都发生了些什么? Michelle 看到他走神了，正想着他可能对自己的病有什么难言之隐。她不想给他压力，所以她没有继续问下去，而是继续在湖边散步。到了停车场后，他们进了车里，一言不发地坐在那。

John 的思绪集中在一件事上：这么长的时间，他几乎没有过性爱的想法和感觉。回顾往事的时候他清晰地认识到这点。他一直过着几乎完全没有性爱的生活! 这意味着什么? Michelle 脑子一片空白。他们一开始一直聊着，然后突然间 John 就好像消失了一般。车静静地向前开着，不一会就到了 Michelle 的小房子。她不知道要做什么——是请他进去喝杯茶，还是跟他道别? John 替她做了决定。他向她道了歉，告诉她自己得回家陪陪 Tim 了。他看起来心不在焉，而 Michelle 也觉得让他回去好好想想自己的这些烦心事是最重要的，他们的约会可以拖延。但 Michelle 很难过，这只是他们的第二次约会（事情就变成了这样)。她那么不了解他，而且也许以后也没有机会了。

John 开着车在回家的路上，眼前似乎一片恍惚。他绕着他家所在的街区转了三圈才停下了车。回忆、迷惘和担忧充斥着他的大脑：最后一次有性冲动是什么时候? 自己最后一次勃起是什么时候? 自从他认识了 Michelle，他想象过和她接吻的感觉，但就只有接吻，没有别的了? 以后还会发生什么? 他不知道今后要怎么办，他不知道要怎样处理这件事，感到很害怕。突然，他想起来，很久之前，他为干细胞移植做准备的时候，一位护士给过他一个袋子，里面装了很多小册子。当时他嫌麻烦就没去读，但他并不记得把它们扔了。所以肯定还在某个地方。他冲进屋里，没有理睬正趴在地上玩游戏的 Tim，径直走入办公室，开始翻箱倒柜。最终他找到了！护士给他的那个袋子自从他拿回来后就一直放在那里。他把里面的东西倒了出来，随便拾起一本书，开始读了起来。

Katz 医生的解释

过去的 5 年里，John 经历了很多。他不仅接受了干细胞移植，也经历了感情的破裂，而且还得学着照顾两个孩子。干细胞移植后的第一年往往很辛苦，John 不仅要处理健康问题，还要顾及家庭。John 和很多人一样：他忘了护士还给过他一系列患者培训材料。毕竟人和人不一样，有的人不管得了什么病，都会在第一时间看很多资料；而另一些人要么把资料丢给伴侣去读，要么根本就嫌麻烦而不去看。你要是到别人家里去做客，就会发现在书柜上、抽屉深处这些资料比比皆是。

要点提示

- 每个人对信息的需求都是不同的。
- 旧资料所包含的信息可能也是过时的。如果治疗很多年之后，你想回顾某些信息，最好是在网上浏览或与医院联系以获得较新的信息。要注意网上的信息并不都是可靠的。

书上说……

John 把袋子里的资料统统读了一遍。其中有一本书特别有用。他看这本书的时候发现，除了妻子离开他这部分以外，他所经历的书上都解释得很清楚。书中描述的很多症状他都经历过。有一章的内容是关于性的，上面说干细胞移植后一段时间内对性失去兴趣是非常常见的。这本书就像一盏明灯，扫去了 John 的迷惑。这一章里还举了例子，讲述了很多患者移植后的感情问题，尽管这让他有些为自己担心，但他意识到自己已不再孤独，还是很宽慰。书中建议接受过移植的患者遇到任何问题都应该与他们的医生取得联系，检查一下激素水平是否正常。John 毫不犹豫地给一位癌症中心的负责人打了电话，他在 5 年前曾给自己做过移植。Nancy 就是这个人，如今她仍然在那里工作。他忘了那天是周日，电话没有人接听，而是转入了语音信箱，他还有点吃惊。

他听到语音信箱传来 Nancy 的声音，很是高兴，因为他不用再把事情从头到尾讲给一个陌生人听。第二天早上，Nancy 在工作时给他回了电话，让他在午饭时去癌症中心做血液化验。他没有预约几个月之后的随访，因为他实在等不到那个时候了。

这就解释了……

3 天后，他去移植专家那里复诊，并查看了血液化验的结果。即使过去的几年他与 Shaw 医生见了很多次面，但每次看见她，John 都会感到吃惊：这个资深的专家看起来就好像只有 12 岁。她很娇小，金黄色的辫子几乎齐腰。她开朗地笑时会露出两颗门牙中间的缝隙，这使他想到学校里调皮的孩子。不过，她对自己的专业很精通，并且也善于处理病人的问题。他想起当时他接受移植住在隔离室时认识了她。她戴的帽子刚刚能塞下她的长辫子，而她的外衣看起来好像比适合她的大小还要大出 10 号，也许真的如此！

Shaw 医生很高兴再见到 John，John 本来还怕耽误了医生的时间，但看到Shaw医生如此高兴，也就放心了。“让我们看看结果怎么样，”她边说边仔细地看着一张张血液化验的结果。“嗯，一切都还不错，只是你的睾酮偏低，催乳素偏高。不过移植后的男性患者往往会出现这种情况，但我不知道为什么没有早点发现。化验结果和你的症状很吻合，而且不难处理。”John感觉他肺里的气体嗖的一声就被抽走了，他一点没有察觉自己屏住了呼吸。直到恢复了正常的呼吸，他才意识到自己有多紧张。

Shaw医生给他了开处方，并解释道：“第一件事就是给你开些降低血催乳素的药。过一个月左右我们会给你复查睾酮。如果睾酮水平有了提升，一切就都没问题了，就不需要再继续治疗了。如果睾酮没有上升，我们就要给你一些睾酮替代物。你觉得如何？”

要点提示

- 性功能障碍与其他症状一样需要重视。
- 你所遇到的问题，也许很容易得到解决，但如果你不主动去寻求帮助，什么也不会得到解决。

Katz医生的解释

患者接受移植手术后，体内催乳素浓度会升高，这样会导致睾酮产生减少。睾酮水平下降会导致经常感到疲惫及失去性冲动。一些人还会表现为勃起功能障碍。然而这些不良反应也可能是由于移植前、后正常生活发生了巨大变化所导致的。John在恢复的时候，由于妻子离开了他去找了另外一个男人，使得他的生活变得更糟糕。性欲不仅仅只受激素的影响，还取决于思想及感觉。John在接受治疗以来，他就独自承受着太多的重担，也许这也是造成他性欲降低的原因。

催乳素过高可以用一种叫做溴隐亭（bromocriptine）的药物进行治疗。这种药可减少垂体分泌的激素。睾酮水平应在催乳素水平下降后出现回升，但如果仍保持低水平，就需要进行睾酮替代治疗。

变得越来越好

仅仅几天的时间，John 就察觉到身体发生了变化。他感到很累，同时他得知困倦是一种药物的不良反应，所以请了假。实在困得不行他就打个盹，其他时候他就在家里做一些清洁工作。他从自己的书房开始打扫，5 年前他把移植的资料放在了这里。他整整收拾出来 6 大包垃圾，很多都是 Miriam 的东西。他把很多旧杂志和言情小说扔进回收箱里，又把很多直接丢进了垃圾箱。之后他小睡了一会，醒来之后又打扫了浴室和卧室。小 John 的房间很整洁，离开家上大学前他自己已经打扫过了。而 Tim 的房间则是一团糟，但是 John 希望儿子自己去打扫。3 天后，他觉得自己好像变了个人。不只是因为他开始打扫房间了，更多的是他真的觉得自己焕然一新，这么多年来他从来都没有这种感觉。他开始常常想起 Michelle，而且有些还涉及性方面！他给 Michelle 打了电话，约好第二天晚上见面。他非常兴奋，几乎都等不到那天了。一切终于变得越来越好。

（孙玥译　武思文校）

第十章

生育问题

当意外发生时，我们正在讨论建立一个家庭

当年轻的成年人不得不接受癌症的治疗时，生育对他们而言是个至关重要的问题。由于肿瘤治疗对生育的威胁是可预期的，夫妻常被迫做出艰难的决定，这正如 Simon 所经历的。他刚结婚时，发现自己的睾丸长了一个肿物，随后被诊断为睾丸癌，那时他只有 27 岁。他们无法确定将来是否可能生育自己的孩子。

在癌症诊断后的震惊和恐惧之中，这对年轻夫妇还不得不面对一些重要的抉择。若是先做精子保存，将会耽搁他应及时开始的治疗，这是否值得呢？虽然妻子 Tara 安慰他，生育对他们来说并不重要，但这是他们生活计划的一部分，现在却可能会面临提前终结。

在这一章，你将会学习到：

- 精子库的重要性。
- 保留生育能力的各种方法的真实情况。

Simon 的故事

5 年前在大学相遇并开始约会的时候，Simon 和 Tara 已经超过 25 岁了。他俩都参加了游泳队，随后一见钟情。他们的个子都很高，充满活力，都是一副瘦长的游泳运动员身材。他们的朋友常开玩笑说他们将会有一个相貌极佳的小孩，他们也总是偷偷地认同这一点。他们坚信两个人将一起度过余生，而拥有一大群金发小孩则是他们未来的梦想之一。

Simon 已经开始成为他父亲律师事务所的副手，Tara 则继续攻读植物学研究生。在一个美丽的夏日，他俩在纳帕峡谷举行了婚礼。Tara 头发上扎满了花，Simon 穿着一套亚麻礼服，配上正好与花相称的浅粉红色衬衫，光彩照人。客人们都被这对美丽的夫妻吸引住了，对他们表示了美好的祝愿。

蜜月结束后，他们搬进了一套位于商业区的公寓，开始了新的生活。

一个小肿物

一天清晨，Simon 跑步回来洗澡时发现睾丸上长了个小肿块。由于那天早上要和一个新客户会面，因此他也就没太在意。可是第二天早上，当他再次检查时，那个肿物依然存在，他预感自己遇到麻烦了。他立即打电话约了家庭医生，可是约到了下周。他本想说病情很急，但还是决定去等。他想还是先和 Tara 好好商量一下，共同制定出一个好的应对方案。Simon 不想再给 Tara 更多的压力，因为此时 Tara 正忙于准备自己的学位论文答辩。

那一夜，睡前 Simon 把自己发现的问题如实向 Tara 说了。Tara 听后先是一惊，接着就放声大哭。Simon 马上安慰她自己不会有事的，但他深知这是在自欺欺人，因为他自己也不确定接下来会发生什么。他如约去看了 Jones 医生，经过医生详细检查后，怀疑此肿物为恶性肿瘤。按 Jones 医生的建议，Simon 第二天去看了更加专业的泌尿外科医生的门诊，并做了睾丸超声和血清瘤标的检测。此后，一种不祥的预感笼罩着他，可他并没有把这一切告诉父母。他很担心父亲（其所在法律公司的创始人）会发现自己因病而不能上班。他晚上不再像以往那样去锻炼身体，而是将大部分时间都浪费在靠在沙发上发呆。知道这件事后，Tara 也心急如焚。她本想和 Simon 一起去看医生，但是被Simon拒绝了。她努力尝试集中精力完成自己的学位论文，但是大部分时间还总是为 Simon 的事分心。

就在一个周三的下午，期盼已久的电话终于打过来了。医生让 Simon 第二天早点来取最后的检查结果。Simon 已经预感到会有不好的结果。他告诉 Tara，想让她陪自己共同去面这个现实。那天晚上，他俩整夜未眠。

下一步该怎么办?

第二天一早，他们便来到了泌尿外科诊室。经过几分钟的等待，Able 医生把他们带到自己的办公室，告诉他们 Simon 患的是睾丸癌，需要接受睾丸切除治疗。听到这句话，这对年轻夫妇的心情都很沉重。虽然 Simon 对此有过思想准备，但还是无法接受这样沉重的打击。尽管 Simon 能体会到 Tara 正努力去忍住心中的悲伤，但是他却不知道该如何好好安慰她。他首先需要做的就是控制好自己的情绪。他知道下一步应该听一下医生的建议，以便找出一个应对之策。他开口问道："Able 医生，您准备什么时候为我做这个手术?"医生回答说，这个手术应尽快在一周之内做，同时告知他们术前还需要花一些时间谈谈其他相关的事宜。Tara 不知道医生还要跟他们谈什么。当 Able 医生温和地跟他们谈到有关保留生育能力的问题后，Tara 的心一沉。因为这就意味着他们再也不能要孩子了。那一刻，她意识到他们曾经拥有的梦想——那些金发小孩——可能变得遥不可及了。也就在那一瞬间，她意识到现在想什么都没有用，关键是下一步该怎么办。

Katz 医生的解释

睾丸癌好发于青年男性，但也可以发生在任何年龄段。治疗主要包括手术切除患侧睾丸，再根据术后睾丸肿瘤的病理类型决定下一步是否行放疗或化疗。虽然一侧睾丸切除并不意味着将没有生育后代的能力，但很多患者在诊断睾丸肿瘤之前，生精能力就已经出现了问题。此类患者可能会出现严重的少精子症、无精子症、精子无法前向运动以及精子运动方向异常等问题。

我们必须马上行动起来

Simon 想要认真考虑 Able 医生有关保留生育能力的解释。他一直为自己是一个有逻辑并且有理智的人而感到骄傲；毕竟，他是一名因对事物有较强的逻辑分析能力而在同行中享有很好口碑的律师。但在他最需要清晰思考问题的时候，头脑思维却乱作一团！Tara 一直在旁边哭泣，眼泪从她的脸颊滑落，一直到她的衬衫上。他从来没有见过她哭得这么厉害，这一次可把他吓到了。难道他忽略了一些医生说过的话？他想他只是听医生说他需要尽快接受手术治疗，但是 Tara 的反应让他感觉就像是自己马上要离她而去。

他深吸了一口气，向医生询问这个病的预后如何。Able 医生平静地对他讲：“如果一切过程顺利的话，预后会非常的好。术后等病理结果出来，我们就可以根据睾丸肿瘤的类型，决定是否需要接受其他治疗。现在我非常能理解你们俩的难处。当然，因为你们才刚刚开始自己的生活，就必须做出一些重要的决定，而且这个决定将会影响到你们生活的方方面面，这对你们而言一点都不简单。”

Simon 觉得自己的心率逐渐慢下来了。他问道：“手术的最后期限是什么时候？我怎样才能获得更多有关保留生育能力的信息？什么时候我得告诉您关于精子库的事宜呢？”此时的 Simon似乎找回了大脑原有的分析能力，脑子里不断列出自己需要思考和安排的事物。Tara 注视着他，说：“Simon，你还在讨论什么？这些问题都是什么？只要告诉医生你需要马上手术，接下来的事情留到以后再去管吧。我们必须马上行动起来！”Able 医生看着他们，轻声地告诉 Tara，Simon 所做的一切都是正确的。手术等一天、两天，甚至是五天都没关系，但他们未来的家庭和生一个自己的孩子，都取决于 Simon 接下来几天做出的决定。

Tara 本想告诉医生她并不在乎是否能有孩子，她所关心的是自己的新婚丈夫是否能战胜病魔。想到这里，她又一次哭了，哽噎地说不出话来。Able 医生建议他们尽快去咨询一下生殖医学方面的专家。他的助手会打电话为他们预约生殖医学科的专家，但最快也要等到当天下午了。在了解了有关精子库和其相关花费的信息后，为了加快治疗的进度，Simon 的手术被安排在本周末。Simon 看到了 Able 医生是如何努力去安抚 Tara 急切的心情，同时意识到自己也需要尽可能有条理地去思考这件事。在谢过 Able 医生后，他带 Tara 来到候诊区。此时，那位助手已经为他们安排好同生殖医学专家见面的时间，初步定在当天下午四点。而他们要去的生殖医学中心恰恰与 Tara 出生的妇产科在同一个楼里，Simon 知道这对自己的妻子来说会是一个不小的挑战。

Katz 医生的解释

对于一个人而言，做出影响他余生健康的决定往往是很艰难的。尤其当这些决定能够对其生命构成潜在威胁的时候，抉择就会变得更加困难。像 Simon 和 Tara 夫妻一样，双方对于下一步应该做什么持有不同意见是经常出现的现象。Tara 想让 Simon 立刻进行手术，接着再处理之后的事情；因为她先想到的是让他战胜病魔好好地活下来。而 Simon 则考虑的是这个手术对他们的未来会意味着什么；他并没有专注于疾病对自己生命的威胁，而是专注于他们未来的梦想。

就像本文叙述的这对夫妇那样，能花一些时间去选择最佳的治疗方案对自己肯定是件很有意义的事。虽然你的本能想要你去做一些现在看来是很重要的事，但花一点甚至几天的时间去思考这件事，从长远来看会更好一些。那些没能有时间思考的人接受了令自己感到后悔的治疗后，会因自己事先没有做出恰当的选择或是被告知要做什么而感到悔恨，这都会对他们的生活质量产生长远的影响！

要点提示

- 即使你的伴侣催你快点行动，你也该花足够的时间，经过仔细思考后再作出决定。
- 因为获得足够的信息对指导你下一步的行动是很有益处的，因此在遇到困难时去咨询其他专家，可能会给你更多的信息和帮助。

只要告诉我们做什么

在那天剩下的时间里，Simon 和 Tara 没怎么说话。Simon 打电话通知他的办公室，说他感冒很严重，在几天之内都不会去上班。他还叮嘱秘书 Sue 不要告诉他的父亲，也要避免当母亲带着汤或者饼干来看他们的时候走漏风声。他试着用开玩笑的语气告诉 Sue，Tara 应该会烤些饼干。他希望自己听起来的确在开玩笑，因为在他的耳朵里，这些话听起来既绝望又恐慌。那天，Simon 一直在网上查找睾丸肿瘤的信息，还去了 Lance Armstrong那个叫做坚强生活的个人网站，浏览了 Lance Armstrong 和其他肿瘤患者的康复故事。他觉得逐渐有了点信心，并且试着和 Tara 分享这些故事。但是 Tara 还是有些不高兴，甚至还有些歇斯底里。在一起的这么些年里，Simon 第一次觉得，他们两个无法沟通。

下午 3 点半的时候，他们出发去拜访生殖医学专家。诊所离家很近，他们到的时候比约定的时间早了一些。Simon 已经不想在家里待下去了，比起坐着不动，他宁愿做些事情让自己觉得时间没有荒废。当迈进大楼的时候，他们的一个朋友沿着大理石门廊朝他们走来，Tara 短促地惊喘了一下，想要跟她说些什么，但是那个女人一定是以为他们要去妇产科，所以只是微笑地挥了挥手，什么都没有说就走了。

生殖医学中心比妇产科装潢得还要豪华，Simon 暗笑，这儿的生意一定不错。他们必须填写很多表格，用了足足 15 分钟才填写完毕。之后，接待员引领他们到诊所后面的一个办公室，Forester 医生是一个年轻的男医生，和 Simon 相比，只年轻了几岁，但他看起来很自信。Simon 可以肯定，他一定经常对付绝望的夫妻们。医生冷静、友善地开始了对话，他先是表达了理解，肿瘤这件事对他们来讲一定是很难接受的。Tara 哭泣以对，Forester 医生递过来一大盒面巾纸。

“我们开始吧，”Forester 医生说，“目前有很多方法，一种是从今天开始，你给我们提供精液样本，我们会冷藏你的精子，48 小时之后，进行第二次取样，再过 48 小时，进行第三次取样。这些样本会被无限期冷藏，在你需要的时候取用。这是最好的方法，因为我们不确定在将来你是否需要化疗和放疗，如果那样，你将会失去生殖能力。

“替代方案是先做精液分析，分析精子的数量和精子活力。当有结果之后，你可以决定是否需要选择精子银行。如果，我是说让我们大胆假设，你的癌症不需要额外治疗，那么你的另外一个睾丸可以产生足够的精子，让你的妻子自然受孕。但是这需要转变信念，确信你不需要额外的治疗。

“我的专业意见是，不值得在替代方案上浪费时间。你可以马上开始每隔 48 小时捐献一次精子，从而为将来留下更多可用的精子样本。当你们有生子计划的时候，我们可以帮助你的妻子完成人工受孕。虽然不如正常的受孕方式来得有趣，但是我们也会放音乐和调暗灯光。”

听到这些信息，Simon 再一次感到头晕脑胀。Tara 插话道：“您只需要告诉我们怎么做，Forester 医生，求求您。今天已经糟糕透了，我已经受够了。我需要有人来告诉我们怎么做。”这一次，Simon 同意他太太的话，在一旁点头表示赞同。

“那么，我建议我们马上开始，”医生说，“护士会向你们解释第一次取样时需要做什么。今天或者明天，你还需要完成抽血，来检测性病或者其他传染疾病。护士还会向你们解释这些治疗的费用和其他相关事项。现在开始吧。”说完这些，医生和他们握手致意，离开了办公室。几秒钟后，一个红头发的中年女人走进房间，用轻快的语气告诉他们，Simon 需要对着一个杯子手淫，完成第一次取样。当她说这些的时候，Simon 和 Tara 没有看对方。护士把他们带到了一个小房间，有电视、一堆 DVD 光盘和杂志。她告诉 Tara，如果愿意的话，可以留下来帮助她的丈夫，但是 Tara 只是问等待室在哪儿。Simon 走进小房间，关上门。墙上有一个小门，旁边的指示说明病人完成取样后，样本杯需要放置在这个小门后面，同时按下旁边的按钮通知工作人员。Simon 不敢相信这样的事情会发生在自己身上，但是只能顺从地完成这一切。完成取样之后，他在等待室找到了 Tara，和她一起在那里等待结果。这是他的妻子，但是他感到了从来没有过的尴尬。护士带领他们到一个小办公室，递给他们一些小册子。她快速地解释了精子银行取样和储存精子的收费标准。Simon对着收费表吃惊地瞪大了眼睛。难怪这间诊所会装潢得如此豪华和舒适。对这样的想法他感到愧疚，并且发誓，他永远不会对 Tara 说这些话。当他们离开诊所的时候，已经快要下午五点了，身边的世界看起来和往常没什么不一样。但是他们，还会回到往昔的旧时光吗？

Katz 医生的解释

精液储存在充满液氮的罐子里面。当一对夫妇想要孩子时，冷冻的精子会被解冻，并且通过一个小管植入女性的子宫内。这项操作最好在最易受孕的排卵期完成。精子库建立、储存和人工授精过程中都常规行精子分析，来检验精子是否正常。为达到最高人工受孕概率，需要许多步骤来最大限度地提高精子的质量。

精子库是目前为止唯一尝试过并获得检验证实的生殖保存方法。由于卵子和卵巢组织不易冷冻保存，所以女性的选择就比较局限。在这方面已经进行了很多研究，但如今唯一有效的选择是促使女性多排卵，之后在实验室内和精子混合在一起产生胚胎。胚胎可以冷冻保存，以后再植入女性子宫

要点提示

- 你可能需要尽快开始行动，在采取治疗措施之前，确保一对夫妻有足够的时间保留精子样本。
- 询问收费金额和诊所是否有灵活的缴款方式，这是需要你作出的最重要的决定之一。

内。对于需要立即治疗的癌症患者来说，刺激排卵可能会延误治疗癌症的最佳时机。除此之外，如果这个女性已经切除了子宫，她就需要另外一个人来代她受孕。

整个过程耗资巨大，存储精子几年内就可耗费数千美元。大部分生殖医学中心拥有弹性财政政策来帮助这些夫妇们。与此同时，大多医疗保险却并不覆盖生殖服务。

坏消息

接下来一周的周三上午，Simon 接受了手术。这一周，一切都显得很糟糕，他们不得不告诉他们的父母、最好的朋友和工作的同事。Tara 还请求她在大学的老板推迟她的研究。所有这些意味着在未来几天，他们要把同样的话对不同的人都说一遍，多数人在听到他们的话后都感到很震惊，不知道该说什么。Simon 和 Tara 也很快学会了十分平静地陈述这些事实。Simon 向生殖中心提供了三笔精子捐献，他对自己说，他在生殖中心储存的精子能够繁殖出半个城镇的人口。

手术进行得很快，Simon 当天晚些时候就回家了。他的阴囊有些疼，他很害怕。医生说将来会在他的阴囊内植入一个睾丸假体，这样会让他看上去和正常人一样，但这要在知道他是否需要再次治疗之后。Simon 需要在下周回医院听取病理医师的报告，确定下一步是否行放、化疗治疗。

Tara 在最近一周变得更加沉默寡言。手术前夜，他们打算做爱，但这对他们俩似乎都是个令人绝望的行为。仅仅过了几分钟他们就停了下来，仅仅抱着对方。接下来的一周里，她留在家里陪着 Simon 术后恢复。Simon 的办公室给他寄了些文件让他可以在家里工作，他发现这是一个很好的转移注意力的方式。

术后正好一周，Simon 和 Tara 再次来到了医生面前。这个结果并不是他们想要的：他需要接受放疗和化疗，但是预后还是很好的。肿瘤并不大，但有两种癌症的特性，所以他需要双重治疗来保证最高的存活率。他能感觉到 Tara 很紧张。他握住了 Tara 的手，他很镇定，坚信自己能挺过来。但他知道未来的几个月将不那么好过。

5 周之后，Simon 开始接受治疗。听完病理结果之后他就回到了工作岗位，已经十多天了，但和癌症中心的不同肿瘤医生的见面仍不时让他分心。开始治疗让他有些开心，理性告诉他，越早开始，越早结束。他的父母已经被这个坏消息吓坏了。他的母亲开始像对待小孩子那样对待他。他的父亲几乎不敢询问儿子的状况，每次 Simon 谈论起他的病情和治疗时，父亲都会流下眼泪，Simon 只好走开。

Katz 医生的解释

同时具有两种肿瘤类型的癌症在治疗上很有挑战性，因为针对每一类型肿瘤的治疗都有其自身的副作用，联合治疗可能会较危险。但 Simon 是一个年轻人，一个运动员，可以恢复。治疗开始前的那段时光通常是比较痛苦的，因为你要告诉很多人你得了癌症，看到他们的反应。有时候你会发现你反而要鼓励他们，而不是由他们来安慰你。父母通常会重新像对待小孩子那样对待你，你可不必在意这点，但如果你的伴侣不喜欢他们这样，可能会引起一些麻烦。

要点提示

- 告诉一两个好朋友，让他们来通知其他人。这可以减少看到他人的反应，也不必将同样的故事讲很多遍。
- 与你的伴侣讨论如何应对父母的反应。对于父母会在多大程度上影响你们的日常生活，你们两个需要保持一致。

你谈论过“性”了吗?

实际上，Simon 并不介意待在癌症中心。那很奇怪，因为他没有预料到会这样。每天他都要接受放射治疗，除了自己的生殖器被一群人盯着看让他尴尬之外，整个过程其实不算太糟。化疗所需的时间很长，但治疗室很舒适。而且，晚上去的话他通常可以在单间里看 DVD 或书。他也设想过治疗可能会让人感到厌烦，但实际上大部分时间他感觉很好。他很疲惫。尽管他努力吃健康的东西，但口腔溃疡让他连吃水果和蔬菜都很困难。相比之下，冰果露喝起来就比较容易。他们很幸运，结婚时收到一台很棒的搅拌机，他妈妈很骄傲地弄出不同口味的组合，刺激他的食欲。

治疗大约进行了一周时，一位年轻的护士问他有没有人和他说过关于性的问题。他几乎快要笑出来了，但护士的表情很严肃，于是他说，大概在他十岁时他父亲把基本的性常识告诉了他，之后的事他都是自己弄懂的。护士笑了，气氛好了一些。她解释说，化疗药物会进入到精液中，所以他必须在做爱时戴好避孕套，不然就干脆不做爱。她说这些的时候，Simon 禁不住无奈地笑了一下。这些天他太疲倦了，而且他母亲一直在他身边，所以他根本没想到做爱这件事。但他很感激护士向他解释这些。Tara 一直在努力让他精神振作。当她给他讲笑话、在他面前笑时，从她脸上能看出她的努力。但是他几乎每天都能听见她在浴室哭泣，她把她的研究生课程推迟了一整个学期。Simon 不认为这是个好主意，但是她不想重新回到自己的研究工作上去。Simon 也明白这样做也有一定的道理，因为她太辛苦了，但他也认为工作一直是自己转移注意力的一个好办法，这对 Tara 也许也适用。Tara 很固执，她要陪 Simon 做完所有的治疗。Simon 坚持在化疗期间不让 Tara 在场，他喜欢安静地待在治疗室，一边注射药物一边看着古代战争电影。

Katz 医生的解释

一些化疗药物可以通过精液（对女性来说是阴道液体）传给性伴侣。所以应该在性行为时使用安全套来保护你的性伴侣。医护人员应该在病人治疗开始前就告知病人这一点，但是这个重要信息却经常被遗忘。病人也经常因为还有很多其他信息需要消化而忘记询问这一点。一些医护人员认为接受化疗的病人不会过性生活，因为化疗期间他们会感到很虚弱，但是这种想法往往是错误的。还有一些医护人员觉得除非病人问及，否则与病人谈论这个话题有些难以启齿。另外一部分医护人员认为病人已经在很多书籍和关于治疗阶段的小册子上读到这方面信息，其实很多病人都觉得这些手写信息太过冗长，所以根本一点也没有看。因此，医护人员一定要确定病人已知道这个重要信息。

要点提示

- 如有疑问，请务必咨询你的医护人员。他们可能会认为你已经阅读过并理解所有与治疗相关的信息，但实际并非如此。
- 化疗期间做爱一般需要戴安全套。如果没有人告诉过你，你可以询问一下医护人员。

重返生活

6 个月后，Simon 感觉好多了。他将接受最后周期的化疗，对他来说，放疗已经是很久以前的事了。他现在秃顶了，而且那原本就瘦弱的身材又瘦了十磅，但他想待治疗结束后重返原有的生活。Tara 喜欢他的脑袋给人的感觉，又坚实又柔软，她甚至暗地里希望他从现在起能剃个光头。当她把自己的想法告诉Simon时，他不自主地大笑起来。晚上 Simon 自己照镜子时，也喜欢上了这个形象。镜中的形象勾起了他对奥林匹克游泳队的回忆。这个形象似乎也让 Simon 的妻子对他更着迷了。

Simon 重返工作岗位后，起初只是兼职，因为不等他集中精力工作几个小时后，就自感体力不支了。但他的体力每天都会有所增长，工作兴趣也开始随之提高。他十分自强，每天都会给自己设定新的目标。尽管偶尔没那么顺利，但还会有很多时候让他能超额完成预定计划。他甚至开始发现自己比以前更加渴望性生活。尽管 Tara 开始时似乎有些害怕，但他还是想。一天晚上，Tara 有点醉了，于是答应了他。虽然时间不是很久——她几乎要睡着了，仅仅几分钟而已，但那种感觉很好，他觉得自己充满了活力，又变得正常了。后来他把性生活加入到了每天的康复计划中，开始的时候至少每周做一次，之后次数再不断增加。Tara 发现后起初感到有点生气，但最后还是笑了。这就是Simon的风格！Tara 对 Simon 也打起了自己的小算盘。她没再重新开始自己的研究生学习，因为她想要一个孩子。她并不确定该如何去说，但她准备那天晚上晚些时候向他提及此事，或许晚饭后在他们俩都被电视节目迷住之前，或者 Simon 开始做工作之前。她将论点准备齐全，好让自己的想法很有说服力。那样的话就不会有眼泪，只剩下缜密的逻辑，还有可能的话，会试图利用一下他的傲气。在过去的一年里，他们共同度过了太多的风雨，从结婚的喜悦到诊断肿瘤后所带来的惊恐和后续治疗面临的挑战。想要生个宝宝既是一种庆祝方式，也是对未来幸福生活的一种肯定，还是对精液保管费用的储蓄。想到这里，Tara 有了自己的计划！

（李睿译　胡浩校）

第十一章

终末期疾病与性

仅仅这一次……

一些癌症晚期的患者仍有性的需求，这种现象看起来很奇怪。虽然生命即将结束，但渴望与异性亲密接触的欲望却没有终止。在本章中，读者将会听到一个年轻男性白血病患者 Grant 的故事。他的女友时刻陪伴在他的身边，以便能够照顾他，而且尽量使他过得舒服些。但使她吃惊的是，有一天当他母亲去参加一个聚会时，Grant 请她躺在他的身边，并且脱掉了她的衣服。

通过 Grant 的故事，你将了解到：

- 即使在生命的最后时刻，人依然有性爱的需求。
- 即使在困难的环境下，一些情侣也会寻求折中解决问题的方法。
- 当在家进行治疗时，需要保留一定的隐私。

Grant 的故事

Grant 年仅 22 岁，但他的生命却即将结束。四个半月以前，他被诊断为侵袭性很强的急性粒细胞白血病。在他的治疗期间没有任何运气可言。明确诊断 2 周以后即开始化疗，但化疗并没能使他的癌症缓解。接着，他又进行了第 2 次化疗，还是没有效果，然后又是第 3 次化疗。每次化疗都会持续近一个月，这使他感到难以忍受。由于化疗时极易被感染，他总是很小心地尽量少接触人群。化疗使他感觉总是恶心，有时会连续呕吐几个小时。他的胃里已经没有什么东西了，大部分都是干呕，这让他的胃很疼痛。第 3 次化疗后，他告诉医生，他不想再化疗了，就让疾病顺其自然。他的父母悲痛欲绝，尽管医生告诉他们化疗已没有效果，但他们还是希望继续治疗。但医护人员都支持 Grant 的想法，希望他能在生命的最后几周或者几个月能过得更舒服些，仅仅采取缓解疼痛的措施，不再进行其他治疗。

要点提示

- 做出停止治疗的决定很难。
- 这也会让患者的家人很难过，因为他们总是竭尽所能地去延长患者的生命。

Katz 医生的解释

白血病有不同的种类，有些侵袭性更强。这种癌症会影响未成熟的血细胞向成熟的红、白细胞和血小板的转变。急性粒细胞白血病进展快、侵袭性强。有些患者在诱导化疗期间治疗效果很好，随后会进行联合治疗以维持病情的缓解，但也有一些患者对诱导化疗没什么反应，尽管反复多次化疗还是不能缓解病情。从这一点上说，有些患者可以不再进行进一步的治疗，让疾病自然进展。

像鸟一样的妈妈

Grant 的女友 Angie 也对他的决定感到不安。在他被诊断为白血病 3 个月之前，他们开始约会。她对他将会死去感到恐惧。她目睹了他化疗后的痛苦，她很喜欢他，她希望并祈祷他的病情能够好转。这些她无人可倾诉。她的父母不愿意让他们继续约会；她才 18 岁，她的父母认为 Grant 的年龄和她相比太大了。紧接着他就病了，父母想让她在受到伤害之前放弃这段感情。他俩继续交往的事情她都没有告诉父母，当然也不会告诉他们，她经常下午逃课去陪男友。由于现在很多时候他都在睡觉，因此她能坚持完成学校的家庭作业，并完成她的所有任务。

Grant 的妈妈叫 Barb，对她很好。当 Angie 在她家时，她有时下午会离开一小时。Barb 不想让 Grant 一个人孤单在家，Angie很乐意帮忙。Barb 不在家时，她跟 Grant 更容易交流。他妈妈太宠爱 Grant 了，无论他说什么，她都能接受。让人感到有趣的是，她会不断地问他需要什么，并仔细观察他有无不适。这使 Angie 想起当一些鸟类有孩子的时候会盘旋在鸟巢附近。但是她这样做并不有趣，Grant 和妈妈在一起时，有时会很烦躁。他说他不是小孩了，他和 Angie 没有私人空间。这是事实。但是Angie喜欢他的妈妈在周围。

现在他的屋里放了许多设备：这周刚弄来一个氧气罐来帮助他呼吸，一个闹铃，当他有需求的时候可以按铃，当然还有一些装着止疼药的瓶子。有时 Angie 和他一起在屋里时会害怕他会发生意外情况，而她却不知道自己该做什么。他现在所有时间都躺在床上。每周他的父亲帮他淋浴，这已使他很疲惫，因此大部分时间他都用盆来洗漱。他没有食欲，进食困难，人也越来越瘦了。她会给他买一些糖果，她知道他喜欢，但就是糖果他也难以下咽。她几乎总是坐在他的床边，和他一起看电视。事实上是她看，而他却在打瞌睡。她认为自己已经看开了，但有时还是会暗自伤心。

要点提示

- 生命接近终点时，许多人终日昏睡，对周围的一切毫无兴趣。
- 为了防止病人被感染，探视者应戴口罩，如果和病人在一起，那么进出房间均应洗手，保持手的清洁。

Katz 医生的解释

所有这些都是那些濒临死亡的人的共同特点：大部分时间在睡觉，对过去她或他喜欢的事情都丧失了兴趣。这些人吃不下喝不下，这让他们周围的人感到很难过。食物在我们的生命中还有这样的价值，当一个你所爱的人患病时，给他送去食物，会显示我们是多么的关心他或她。

Grant 的妈妈对他的宠爱也很正常。有了小鸟的母鸟会很眷顾自己的巢，更何况人的母亲。经常的观察既可以确定这人是否很好，也可以监测病情变化。

如果得了这种白血病，此人血液中携带氧气的正常红细胞会被癌细胞挤压。当正常红细胞数处于一个较低水平时，人就会感到疲劳，睡眠时间增加，需要更多的氧气以改善气短的感觉。血液中抗感染的白细胞水平也会较低，而这时他如果接触的人太多就会感染，并且将没有抵抗感染所必须的防御机制。

等待

从开始约会，Grant 和 Angie 还没有过性接触。这个决定使他俩有一些冲突。Angie 想等到结婚，而 Grant 则相反，因为他以前有过女友，而且他比 Angie 大 4 岁。但是 Angie 坚持自己的立场，在这方面她有自己的信仰而且并不打算妥协。这是她所受的家庭教育及教会的影响。她想将自己完整地交给自己的丈夫。

毕竟，在他生病之前他们仅仅约会了 3 个月。在进行化疗的那段时间，他的病很严重，没法和她争论这些了，而当停止治疗时，他也很疲劳和衰弱。她可以看到，他变得越来越弱，但她仍不愿去想这意味着什么。

如果真正去面对这个问题，她知道那就意味着分手，因为自己坚持等待，而他却认为大可不必，俩人立场针锋相对。因此在他患病的最后 3 个月里，他们再也没有谈过或争论过这个问题，这也使得他们相处得更轻松。她可以每天坐在他身边，握着他的手，帮他妈妈照顾他。他也很喜欢她在身边，在一定程度上，这让她觉得自己很重要。

他们没有私自相处的机会。2 天前他流鼻血了。幸运的是，母亲当时正在房间里给他换床单。他挪到椅子上，突然鲜血自鼻孔倾泻而出。Angie 发现流血后感到胃部阵阵抽搐。他的 T 恤都被染红了，鲜血粘在嘴唇上，有些甚至流到了下巴上。

妈妈看到以后也很紧张，冲进房间，她大声地叫 Angie 干这干那。Angie 跑去想端一盆水，但是在厨房只发现了一个装沙拉的大碗，她害怕他妈妈会责怪她拿错了，但是她没有。她们花了很长时间才将 Grant 清理干净。他应该冲个淋浴，很显然他已疲惫不堪，自己根本无力行动，但是他不愿意在妈妈面前赤身裸体。因此她们只能尽量给他擦洗干净，帮他挪上更换了干净床单的床。母亲打电话到诊所请护士来处理鼻出血。医生建议 Grant 去输血，但是他坚决不去。

Katz 医生的解释

具有凝血作用的血小板数量减少，通常会导致皮肤瘀斑，有些人在打喷嚏、擤鼻涕或会自发性出现鼻出血。这令人害怕，包括病人自己。输血可暂时增加血小板从而帮助凝血。这也能防止再次出血，但通常不会维持很长时间。

众目睽睽

鼻出血肯定把他妈妈吓坏了，当天晚上，她就把 Grant 挪到楼下了。她说她担心当她在厨房时会发生意外情况。其实 Grant 的床并没有挪到楼下，因为那是张双人大床；妈妈只是让父亲把其他房间不用的一张单人床挪到了客厅。在客厅可以清晰地看到前面的花园及街道，但是 Grant 对此并不感兴趣。

他告诉 Angie 他不喜欢在楼下，楼下既吵闹，而且自己的东西都不在身边。父母又把一些家具搬到地下室，腾出空间来放床，他觉得有点大惊小怪。但是他太累了，不愿和妈妈争吵，或许这对她来说是好事，因为她太胖了，每天无数次楼上楼下的奔波让她很吃力。但是现在他已毫无私密可言。妈妈整天围着他转，假如有人来找她或给家里其他人送食品，他都得面对他们。大部分来访者都是父母的朋友，他不想让他们看到自己，自己也不想看到他们。当有人按门铃时，他会叫妈妈把进入客厅的门关上。

要点提示

- 把病人搬出卧室似乎是一个最佳的选择，但应把他安置在有门的房间里，尽量减少噪音，给他一些私密空间。
- 试着减少探视次数，减少探视时间。

Katz 医生的解释

把病人放在楼下或家里中间位置，这样照顾起来方便，因为不断地上、下楼会让人非常劳累。但是不利的一面是卧床的人就毫无隐私了，而这会让人产生压力。电话铃声及敲门声等行为也会使病人很疲劳。

仅仅就一次

Grant 搬到楼下的那周的一个下午，Barb 想去理发，因此她请 Angie 下午单独陪 Grant 一小时，Angie 也认为 Barb 的头发凌乱不堪，需要理发了。虽然最终她同意了她的请求，但她还是有些害怕。万一 Grant 鼻子再次出血或有其他意外怎么办？她不知道出现了紧急情况后她该怎么办，但她知道 Barb 也是下了很大的决心才求她的，因此她答应了。

当她走进客厅时，Grant 好像睡着了。他将鼻导管放在鼻孔处吸着氧，房间里散布着轻微的嗞嗞声。窗帘紧闭，由于没有阳光的照射，房间内光线昏暗。她静静地坐在他身边，不去打扰他。他的 MP3 正在播放，她想他已经睡着了。当他说话时令她大吃一惊："妈妈出去了吗？走了吗？"Angie 听见汽车发动了离去的声音，告诉他妈妈已经走了，1 小时后回来。

"太好了，Angie，你能帮帮我吗？就一次。我想让你过来躺在我身边。"Angie 没明白什么意思，床太小了，她无处可躺。然而他再次请求她，于是她尽力将他向一侧挪动紧挨着他躺下。

"Angie 你能不能把衣服脱了？就一次？我需要证实我是个小伙子而不是个婴儿。我常常想看到你那样，我想我们还有时间……"就这几句话已经使他气喘吁吁了，她看到他的胸壁快速地起伏，她站在床边，但却走神了，为什么他会提出这样的要求？他应该知道她的原则。但是他太可怜了，她想让他快乐。她慢慢解开上衣纽扣并脱掉。然后脱掉牛仔裤。现在她只穿着内衣和袜子了，她感到自己有些可笑、恐惧，也很冷。她注视着他。她看到他那褐色的眼睛在微弱的光线下闪闪发光。他瞪大眼睛看着她，她不愿他用那样的眼神看她，于是她迅速脱下胸罩和内裤，并脱掉袜子，躺在他的身边，心里在静静地恳求上帝的宽恕。

Katz 医生的解释

虽然这样做令 Angie 很为难，但是很显然，即使人到了生命的结尾，对一些正常的基本需求还是有要求的。Grant 所做的事情正是那些 22 岁的小伙子们想做的。他想看到自己女友的裸体。或许将来 Angie 会认为她的行为违背了自己的信仰，但是如果她知道在 Grant 最后的日子里她给了他重要的礼物，自己也会感到安慰的。

谢谢你

Angie 不知道躺在他身边将会发生什么。她很紧张，差点掉下床去，她也担心他妈妈会回来。通往客厅的门敞着，以便能够听到汽车的声音。她把前门锁了，没人能进来。她躺在他旁边，屏住了呼吸，不敢碰他。接着他的手伸向了她，她大喘了口气。他的手放在了她的腹部，五指张开。就像海星一样。她的皮肤紧张地绷着，不知该怎么办。他的手从一边滑向另一边，感觉既轻柔，又很沉重。她让他触摸自己的皮肤，可以感觉到他的呼吸加快。过了几分钟，他的手停止了移动，他轻声地说："谢谢你，Angie，那样真好。"然后他就睡着了。

（李清译　胡浩译）

第十二章

男同性恋者与癌症

我有需要

Michael 和 Jeff 在一起快 20 年了，他们圈子里的很多朋友逐渐有了固定的异性伴侣，有些甚至结婚了，而他们俩是维持同性恋关系最长的一对。他们周围很多人死于早年的艾滋病流行时期，因此他们俩一直对自己幸免于难而深感幸运。去年，Jeff 被诊断为脑部肿瘤，他们的性生活也随之终止。Jeff 经过治疗存活下来，Michael 为此欣喜的同时，非常怀念着他们以前的性生活。现在，他只能强行压制住自己的欲望，这确实不是一件容易的事情。

从 Jeff 和 Michael 的故事，你将了解到：

- 同性恋一方的性格改变如何对另一方产生影响。
- 什么是强迫性的禁欲，以及它所带来的影响。

Michael 的故事

Michael 和 Jeff 结识于 1989 年的一次筹集艾滋病资金的集会上。那是一段绝望的时间，任何发生的事情都如此强烈，却令人陶醉。那时他们 35 岁左右，虽然没有安定的家庭生活，但都有着稳定的工作。早些年在对抗艾滋病的斗争中，他们有很多事情要做：争取社区的健康服务，对付那些熟视无睹的官僚，面对周围的朋友临终时，他们努力地让他/她继续活下去。

每个周末那儿都会有集会，Michael 和 Jeff 都尽量参加。与参加葬礼和守灵相比，和大家并肩作战的感觉要好得多。在一次集会中，他们注意到了对方并开始交谈。现在，时隔 20 年之后，他们再次作战，然而这次只有他们两人来面对。噩梦开始于 15 个月前。Jeff 抱怨头痛已经有一阵子了，但他并没把它当回事。尽管 Michael 一直催促他去看医生，但 Jeff 从没去过。终于有一天，在他工作的时候病发了。Michael 被叫往 Jeff 所在的医院，心急如焚。医生告诉 Michael，在 Jeff 的脑部前叶发现了一个肿瘤（他们称之为肿块）。为了确定肿瘤究竟属于哪种类型，Jeff 需要做进一步的检查，之后再制订医疗方案。一时间，Michael 的意识模糊了，不知道自己还有没有心跳，但不久后他深深吸了一口气，然后慢慢呼出，他知道这将是他和 Jeff 生命中最艰难的一次战斗。

几天过后，诊断结果出来了（星形细胞瘤，一种恶性肿瘤），而 Jeff 也将接受伽玛刀治疗（一种特殊放射治疗）和化疗。在最初的一段时间，Jeff 无法接受这样的现实。他很难接受医生所说的话，Michael 不得不一再地向他复述。Michael 和 Jeff 的朋友们这时也伸出了援手。Michael 在急诊室打了一个电话，一个小时之内就接到了 20 多个朋友的电话，他们纷纷表示关心，并愿意提供帮助。Jeff 住院时，一些朋友们帮他遛狗，Muffin。当

Michael 回到家里时，冰箱里也总是有食物。在发病后 5 天，Jeff 的病情得到了缓解，他的治疗将于下周开始。

Katz 医生的解释

脑部肿瘤并不总是恶性的，但 Jeff 所患的星形细胞瘤却是一种恶性肿瘤。对脑肿瘤的治疗方案取决于肿瘤的大小和发生的部位。针对脑肿瘤有很多治疗手段，包括手术、各种放疗和化疗。想要根除肿瘤，要结合使用这些手段，同时也要注意保护脑部免受治疗本身带来的损害。

治疗试验

Jeff 的治疗对他们来说都是创伤性的。伽玛刀本身并没有那么糟，但为了引导放射治疗，必须在 Jeff 的颌面骨和颅骨中钉入金属螺丝，包绕他的头部形成一个球形头盔。Jeff 对此感到很恐惧，不愿意让任何人看到他。他甚至叫 Michael 待在家里别来医院，但他 20 年的伴侣没有就此远离他。在等待治疗开始时，Michael 始终与他一起坐着。仅在最后一刻，他才目送 Jeff 随护士而去，接受放疗。在等待室，Michael 孤身一人坐着，直至有人告诉他治疗结束，可以带 Jeff 回家了。

在伽玛刀治疗后，Jeff 开始嗜睡。尽管之前 Michael 被告知这可能发生，但他没想到情况会如此糟糕。他试图吸引 Jeff 和他散一会儿步、看看朋友或者看个电影什么的。但 Jeff 似乎对他周围的一切都丧失了兴趣。Michael 希望这只是暂时的，但日子一天天过去了，情况却没有好转。他们被告之确定癌症治愈可能需要几个月，而 Jeff 将需要做检查来监护他病情的进展。

Michael 本是一家广告公司（这家公司 15 年前在他的帮助下建立）的经理，他停止了自己的工作，开始休假。搭档们和他关系很好，在得知 Jeff 生病的时候，他们对 Michael 的休假表示理解和支持。但现在 Michael 对自己的休假有些内疚，看起来他似乎帮不了 Jeff 什么。Jeff 大部分时间都躺在床上，有东西送来他就吃，渴了就喝 Michael 放在床边的水，从来不会自主地做什么事。如果不是 Michael 坚持，可能他连澡都不愿洗。内疚的同时，Michael 又担心 Jeff 一个人在家可能不安全，因此他还是坚持休假。

有一天，公司的一个搭档 Bradley 给 Michael 打了电话。Michael 能听出他的措辞有多小心。他们的一个最大的客户，希望并且只要 Michael 为他们创造新的广告系列。Bradley 表示很抱歉，但那是客户的要求，他向 Michael 请示该如何做。Michael 稍微犹豫了一会，告诉 Bradley 自己将在周一回去工作。他只是需要一两天时间来找个保姆。同时，他叫 Bradley 把过去为这个客户做过的工作的相关文件传送过来。

要点提示

- 支持治疗，如理疗，可能帮助患者重获丧失的功能。
- 如果支持治疗没有包括在治疗过程中，你或许可以代表患者提出要求。
- 好好考虑可能影响癌症患者行为的其他生活事件。

Katz 医生的解释

伽玛刀是一种特殊的放射治疗，它以脑部癌细胞为靶点。伽玛刀产生的放射线阻止癌细胞增殖，效果通常要几个月才能观察到。经过伽玛刀治疗后，患者感到疲惫并不少见。当然，患上癌症并担心能否治好本身也让患者感到疲惫。

对脑部肿瘤而言，与肿瘤定位相关的副作用有时是导致疲惫的最重要因素。Jeff 的肿瘤定位于前额叶，这个区域被称为大脑的执行功能区，参与人格活动，包括作出决定、理性思考、抽象思维和制订计划。Jeff 确诊并治疗后的行为显示，肿瘤本身或伽玛刀放射治疗引起的肿胀已经影响到他的前额叶的功能。

作为一个男同性恋者，Jeff 在艾滋病流行时尽力保护自己，没感染上这种致命的病毒，而在那么多努力之后却患上了另一种致命的疾病，他可能很愤怒。这种愤怒可能表现为抑郁、退化或无法与人交流。

他将何去何从？

伽玛刀治疗了几周后，Jeff 开始接受化疗。他服用了好几种不同的药物，大部分时间都很虚弱。Michael 和 Jeff 的朋友们自行组织起来照看 Jeff。他们中的一部分人在晚上工作，白天就送 Jeff 去医院接受治疗，有些待在 Jeff 家里直到 Michael 回来。前文提到 Michael 不得不回去工作，他为白天不能照顾 Jeff 而感到内疚。但事实上，Michael 感到很难面对生病的 Jeff，晚上和周末的时间对他来说已经够糟了。他凝视着这个自己爱了 20 年的人，想着他将何去何从，之前他深爱的、一起生活的 Jeff 究竟去哪了？

Jeff 曾经活力四射，十分帅气，但现在他看起来只是过去的一个浮影。他的头发基本掉光了，瘦了 45 磅，毫无精神。他沉默寡言，不流露任何情感，只是在那坐着。护士告诉 Michael，化疗的副作用很大，他也预料到 Jeff 会有一些恶心、呕吐。他也知道 Jeff 会掉头发，变得消瘦，但他没有料到 Jeff 看起来越来越像艾滋病患者了。对了！他想到了！Jeff 看起来就像得了艾滋病。意识到这一点，Michael 的眼中含着泪水，一阵同情充斥着他全身。这种事情他能处理！他知道该怎么做了。20 年前他曾经照顾过很多患艾滋病的朋友，现在他能再做一次了。

要点提示

- 当你试图理解他人对威胁生命的疾病做出的反应时，需要考虑他先前的经历。
- 每个人在经受疾病时，都有她/他独一无二的行为方式，这没有对错之分。

Katz 医生的解释

在某人接受治疗时，他可能发生的改变通常难以预料。人们对治疗的反应不尽相同，但在化疗过程中头发脱落和体重减轻却是很常见的。Jeff 由于肿瘤定位于前额叶，同时也有认知和情感的改变，这种改变很难监护，处理起来也很棘手。许多脑肿瘤的病人都有人格改变，对那些爱他们的人来说，他们好像已经不再是以前的那个人了。

对于经历过艾滋病流行期的男同性恋者，与癌症及其治疗相关的体重减轻可能会使他下意识地想到艾滋病晚期的体重减轻。尽管 Michael 觉得 Jeff 只是像艾滋病患者，但这种意识使 Michael 的内心发生激烈斗争，从而潜在地使他更亲近或者脱离他的伙伴。Jeff 改变的外表可能让自己和 Michael 都想起在艾滋病流行高峰时他们所失去的许多东西。

其他改变

Jeff 完成了化疗，在接下来的几周，他的体重开始增加，看起来也更像以前的他了。他的朋友们（然而，并不是 Michael）剃头对他表示支持，几周过去，他们的头发又长了回来，并把自己叫做“复活节小鸡”。Jeff 逐渐恢复过来，渐渐地能照顾自己了。但他已经不是以前的他了，他和 Michael 之间的关系也不一样了。这几个月来，他们没有在一张床上睡过。尽管刚开始 Jeff 生病的时候这样做有道理，但由于某些原因他们现在仍然分开睡。

Michael 不确定事情会怎么发展下去，但感觉与以前真的不同了。他试着不去多想，并告诉朋友们他很高兴看到老 Jeff 又回来了。但这并不是全部的真相。Jeff 变了，他变安静了，而且很少像以前一样笑了。仅仅坐在房子里和 Muffin 玩玩，看看电视就能让他满足了。自从 Jeff 病后，Michael 和他从没有过亲吻或是任何身体上爱抚性的接触。Michael 不知道这是否正常，但问题是究竟怎样才算正常呢？他们的两人世界变了，而且 Michael 感觉再也无法回到从前了。

有一天，他们的朋友 Roger 过来做客。他和 Jeff 在很多年前是恋人，而 Roger 从来都是一个直言不讳的人。当 Michael 去厨房取冰和青柠时，Roger 把他拉到一个角落。“嘿，老朋友，”他开始讲道，“在我看来事情并不像它们看起来那样。”Michael 看着他，想着如何来回应他。Roger 是一个好人，但他有个不好的习惯，总是问别人一些本不该问的问题。“什么意思?”Michael 回答道，尽量使自己的语调轻快。“我的意思是你和 Jeff。”Roger 表情严肃、有板有眼地答道。“如果你明白我的意思，我想有些事情发生了或者说有些事不再发生了。”Michael 当然明白他的意思。几个月来他和 Jeff 都没有睡过同一张床，但他不想和 Roger 说这些。他尽量礼貌地结束与他的谈话，忘了取冰和青柠就回到了阳台。

在接下来的几天，尽管他心中不愿，但还是反复地想着 Roger 所说的话。他知道他对 Jeff 的感觉不同于以前了，但他不知道为什么会变成这样，是怎么变成这样的。一天晚上他决定试试触摸 Jeff，看看会发生什么。晚餐过后，他抱着这个他爱了 20 年的男人。但什么都没发生。他的心脏没有停止跳动，身体的其他部位也没有反应。Jeff 把他的手甩开，回头继续去看电视上的侦探节目去了。Michael 对自己和 Jeff 的反应感到很震惊。这意味着什么？他心里知道他还爱着 Jeff，但他却不再想和 Jeff 有身体上的接触了，而 Jeff 看起来也和他一样。这到底怎么了？

要点提示

- 在经受癌症及其治疗后，很多伴侣都变得疏远了。
- 对于性吸引力改变的处理方式没有对错之分。

Katz 医生的解释

有很多原因可以解释 Jeff 回绝 Michael 以及 Michael 触摸他 20 年的伴侣居然没有感觉。Jeff 看起来变了，Michael 也变了。曾经存在于他们之间性的火花仿佛消失了。这一切还能挽回吗？他们中的任何一方希望挽回吗？有时候伴侣们自身无法意识到事情已经改变了，需要旁观者为他们指出。或者承认这些改变会让人感到太痛苦以至于一方或双方都不愿意去面对它。

性的火花是很脆弱的，很多因素都可以影响它。Michael 已经看到了他的伴侣身体和人格上发生的改变。在 Jeff 生病和康复时，Michael 都要为他提供日常护理，这些可能影响 Jeff 对伴侣的吸引力。而 Jeff 可能在饱受癌症和治疗之苦后，性趣逐渐丧失。而且 Jeff 在经历这一切后，他可能觉得 Michael 和以前不一样了。

我接下来该做什么？

时间一天天过去，Michael 和 Jeff 之间的关系仍然没有变化。Jeff 原来是一家很受欢迎的闹市餐厅酒吧的经理，但他现在无法回去工作了。绝大多数时间他都待在家里看电视。Michael 仍然很忙，把精力都放在了新的项目和工作上。他清楚自己把工作当成不处理家庭事务的一个借口，但这样的生活毕竟更容易些。他和 Jeff 现在仅是室友了。Jeff 把时间花在照料他们的狗上，许多朋友也经常来看他，约他出去吃上一顿或喝上一杯咖啡。Roger 就是他最忠实的朋友中的一个，他几乎每隔一天就会去看望 Jeff。Michael 知道 Roger 在房子里时，他会尽量避开。Roger 的洞察力强，说话又直率，他会问些 Michael 不想回答的问题。他是 Jeff 的第一个朋友，也是最重要的一个。在某种程度上，Michael 有些惧怕他以及他对 Jeff 的忠诚。

一天傍晚，Michael 回家时，Roger 碰巧在那儿。Jeff 正在阳台上他最喜欢的椅子上打盹，而 Michael 和 Roger 在厨房里迎面碰上，这次他无法回避了。“Mike,” Roger 开始说道，“最近真的过得好吗?” Michael 喃喃自语说自己过得不错。他试图去打开一瓶酒让自己忙活起来，但失望地发现冰箱中那瓶新西兰干红布兰克的盖是螺旋的，因此没法假装忙着找螺丝锥，然后把软木塞拧出来。“看到 Jeff 变成这样，你心里不好受吧。” Roger 紧追不舍。Michael 被他的坚持激怒了，不仅因为 Roger 对 Jeff 的保护显示出侵略性，而且因为他是个儿童心理学家，知道怎样巧妙地问这些问题。Michael 尽力敷衍着。他不希望任何人激怒他，但 Roger 还是一直问，突然之间，Michael 发现他把心里话全向 Roger 说了。

他告诉 Roger，现在他和 Jeff 就像大学室友一样住在一起，这对他来说简直是慢性自杀。他描述道他有多孤独，他多想念以前有着性感笑容的 Jeff。Roger 倾听着，他用温暖的眼神看着 Michael。他不说什么，只是点头示意 Mike 继续往下说。Michael 说他仍然爱着 Jeff，但他们之间却一点也不像情侣了。当 Roger 问及性方面时，他空洞地笑着。“我说我们像大学室友并不是开玩笑，”他答道，“一切都成为过去了，我不知道我该做什么。我有性需求，但我对此不能做任何事情。我从没想过在我这个年龄要独身一人。我才 55 岁，可我活得像 80 岁的人一样!” Roger 伸出手搭在 Michael 的肩膀上。“这件事你需要好好处理，Mike。逃避不是办法。我在我的诊所帮你找个咨询师怎么样？那有很多好人，他们对同性恋者也很友好。我会和他们之中的某个人说明，然后让你进去。你知道你必须要这样做，没有疑问吧?”这次轮到Michael点头了。他拿起酒瓶和3个杯子，到阳台去唤醒Jeff。

要点提示

以开放的心态面对机遇。帮助会以不同的方式出现，并且经常在你最需要它的时候到来。

Katz医生的解释

Michael需要帮助，而有些帮助来自意想不到的人，或以意想不到的方式出现。当他向Roger倾诉时，他已经在某种程度上表明他在寻求帮助。他与Jeff的关系毫无进展让他很沮丧。他感到Jeff若即若离，并且经历了性挫败，不知道如何去处理。Roger提供了帮助，而且刻意不由自己去解决。尽管Michael不认为Roger是他的朋友，但事实上Roger证明他是一个比很多人更好的朋友。

我需要帮助

第二天，Roger告诉Mike已经为他安排了一次咨询，就在当天下午5点。Michael对此有点惊讶，同时也充满感激。他打电话告诉Jeff，他今天要比平常晚些回家。Jeff仍与平常一样，说了声谢谢，对话就这样结束。Michael摇了摇头。过去，Jeff可能撅着嘴抱怨Michael不能按时回家，但现在他对此并不在意了。

Michael下班后，开车前往不远的Roger工作的诊所。他以前从没看过心理咨询师，不知道接下来会发生什么事情。诊所在一所其貌不扬的楼房中，有着一个面对街道的小庭院。在街对面有个停车场，Michael认出了Roger的车正停在那。诊所中等候室里的人满满的；儿童们在一个角落玩着玩具，他们的父母坐在旧椅子上看着他们。房间充斥着儿童的大叫声和笑声。Michael

本能地想离开。他在那能做什么呢？他在前台站着，一个年轻女子正在通电话，想必是接待员。她朝 Michael 点头，举起一只手示意她现在很忙，一会儿会过来找他。过了很久，她仍在打电话。Michael 不耐烦起来，正打算离开时，突然听到一个熟悉的声音："嘿，Mike!"是 Roger，他知道 Michael 陷入困境了。"来我办公室吧，我会把你介绍给咨询师。不要在意那个健谈的 Cathy，她是世界上最糟糕的接待员，但却是我们唯一能雇得起的!"Michael 很庆幸总算离开那个嘈杂的等候室了。他跟着 Roger 走过一道狭窄的门厅。"我知道这地方看起来不怎么样，"Roger 边走边说道，"但我们的工作做得很好。外面有更好的地方，但这里的人都很敬业，并且很专业。哈哈，这就是我工作的地方!"Michael 对 Roger 的自信会心一笑，随着他走进一个狭小的办公室。他不知道该不该坐下，而 Roger 已经消失。数秒后，Roger 回来了，带着一个女子。"Mike，这是 Joyce，我给你安排的咨询师。她虽然身材娇小，但很能干，希望你们相处愉快。"

Michael 感到很惊讶。Roger 从没告诉他辅导师会是个女人，但 Michael 先入为主地假定辅导师准会是个男人，并且是个男同性恋者！现在，与他握手的却是个小个子、短黑发的女人。她友善地笑着，紧紧地握了一下手。几秒后，她带 Michael 走出 Roger 的办公室，进入一个更大的房间，里面有几张沙发和一棵盆栽的大树。

Joyce 直切正题。"有什么需要帮助吗，Mike?"她坐下时说道。Michael 深吸一口气。"我需要帮助。"他开始说道，说完之后他意识到事实确实如此。"说来话长……"Joyce 点点头，注视着他。他把他的故事告诉她了。他说他爱 Jeff，但是被这种爱所束缚了。他说到 20 年来他们的关系及现在单身状态的失落。这些话在他自己听起来都觉得混乱。他爱 Jeff，但现在因为缺少身体接触而受挫。他不希望终结这段关系，也不希望他的下半生生活在单身之中。Joyce 问了些简单的问题：Michael 在这段时间如何满足自己的性需求？他有没有想过找另外一个人来完成简单的性关系？Michael 清楚地回答了这些问题。他有规律地手淫，但这不能解决他的性需求。并且，他没有想过找第三者。这情况真是一团糟，谁能帮他呢？

要点提示

- 当你大声谈论一个问题时，其根源往往变得明显。
- 在一个训练有素的职业人员眼里，你觉得困惑的事物也许很简单。

Katz 医生的解释

这些看起来自相矛盾的事实其实很简单。Michael 很怀念和他所爱的人的亲密感。亲密意味着在我们的基本关系中所争取的心心相连。Michael 怀念与他 20 年伴侣的这种特殊感觉。手淫或许可以使性挫折得到暂时的缓解，但它与彼此相爱的两人的性关系完全是两码事。寻求第三者以满足性需求不是 Michael 想做的事，因为他觉得这是对 Jeff 的背叛。

作为一个 50 多岁的男同性恋者，这时另寻伴侣也很难了。同性恋团体通常十分苛刻，拒绝年老的人加入（即使是 50 岁的人!），并且艾滋病在许多城市的流行使得 Michael 这一年龄段的同性恋人锐减。所以即便是他想在同性恋团体找寻另外一个伴侣，那也是很难的。在艾滋病团体中，这种年龄歧视可能有点特殊，但对于许多丧偶的人来说，担心找不到爱却是普遍存在的。

Michael 被一系列条件所迫而禁欲。这种禁欲和许多在没有伴侣关系之前或有关系但刻意的禁欲大不相同。因为 Michael觉得自己别无选择，或者没有他希望的选择。他想继续维持下去，却又无法接受这种方式的意义。

实话实说

Joyce 指出了在她看来问题的关键所在，Michael 倾听着。Michael 表示对这段关系坚持到底，不想寻求第三者这都是值得表扬的。但 Joyce 同时想知道为什么仅仅一次尝试触摸 Jeff 的失败就让 Michael 彻底放弃。这个问题使 Michael 为之一震，他仅仅尝试一次就放弃了！这一点也不像他。为什么他如此快就放弃了？他有什么不愿承认的隐情吗？

Joyce 听着 Michael 的回答，试图找出他和 Jeff 关系变化的原因。他承认 Jeff 治疗后的外貌对他来说是一个心结。Jeff 与艾滋病患者的相似让 Michael 很震惊，可能在他的情绪改变中起了一定作用。他也意识到，在说害怕失去 Jeff 的同时，他也难以接受治疗后的新 Jeff，并且他还担心这种状况会继续下去。Michael最终变得沉默，事情远远比他想的要复杂。Joyce 让他静坐几分钟，然后她开始说话了。她让 Michael 下次咨询时把 Jeff 带来。Michael 想要找个理由拒绝，但 Joyce 阻止了他。“我实话实说，Mike。这不仅仅是你的问题。Jeff 也有倾诉的权利。至少我希望听听他怎么说。你下次来的时候要带上他。这是你们俩需要一起处理的事情。他还和你住在一起，这也是他的困扰。”Michael知道她是对的。但是他怎么让 Jeff 和他一起去做咨询呢？

Katz 医生的解释

自从 Jeff 确诊和治疗后，Michael 自己养成了许多新的习惯。这听起来或许很自私（许多癌症患者的伴侣对考虑自己的感受、需要都有一种很强的负罪感），但是在癌症面前，伴侣也经历了很多改变。看着别人被病痛折磨本身就是一件痛苦的事情。与患者在癌症治疗结束后的生活也不是一件容易的事，特别是当他外貌或人格发生改变时。

癌症威胁生命，一旦确诊，许多人往往预先就准备好了追悼。这甚至有个专门的名词：预期的悲伤。无论是患者或是他的伴侣，都可能首先进入这个时期。这通常表现为一方或两方退化和疏远，准备着失去对方后如何生活。当对方仍然在世就开始追悼，这看起来不符常理，但这是一种无意识的保护机制，并不是一个理性的过程。

患者如果脑部有肿瘤，可能会有一种追悼形式：患者的失去自我。患癌症后，患者的外貌发生改变，其伴侣可能需要一段时间来学会爱这个“新”的人。癌症患者可能也会觉得自己不再像过去，可能也会在想法和感受上作出相应的改变。这是一条双行道，沿途可能充满颠簸和坑洼。

关于我们

Michael 回到家时，Jeff 正一个人在起居室里，电视开着，Muffin 躺在他膝上。与以前直接走向厨房不同，Michael 在靠近他的沙发坐下。看到他这样，Jeff 有点惊讶，坐在那儿像雕塑一样一动不动。“Jeff，我需要和你说一些事情，”Michael 说，“这是关于我们俩的事。我不知道从何说起，但我今天看了心理咨询师，关于我们的事。恩，其实是关于我的。但辅导师说是关于我们的，她希望我在下次预约时把你带过去。”他一口气把那些话说完了，屏着气等待 Jeff 的回答。“好”是他得到的回应。但这总比“不”或者“为什么”好吧。尽管在一起 20 年了，还是有很多值得学习。Jeff 与以前不同了，这意味着 Michael 需要做出改变。这只是个开始。

（谢京译　张晓彤校）

第三篇

寻求帮助

在这一篇中，你将了解到很多有用的知识和策略，这些内容会帮助你解决性方面的问题。你会了解男性肿瘤患者的伴侣所遭遇的变故，以及肿瘤是如何对她、对家庭造成种种影响的。

第十三章

癌症患者的伴侣

当夫妇一方患上癌症时另一方会怎样？

当夫妇一方患癌症后，另一方也将受到影响。本章内容将详述具体的性生活问题，这些问题能够影响到伴侣；还讲述了一位患有前列腺癌的中年男子 George 的故事。他对自己性生活的改变十分担心，也很沮丧；他常拿妻子 Joyce 发脾气。他给妻子找茬，甚至暗示她想从别人那里寻找满足。

从 George 和 Joyce 的故事中，你将学习到：

- 一些男性在癌症治疗后会对自己的男子气质产生怀疑。
- 他们为何不去解决这些问题。

George 的故事

George 在 3 年前被诊断为前列腺癌，癌症的确诊对他来说是个不小的打击，他坚持要立即接受手术治疗。Joyce 和 George 在一起生活了 37 年，她深知一旦 George 做了决定，无论如何都无法令他改变主意，她顺从了他的决定。从他就诊的泌尿外科医生那里得知诊断后，George 就没有寻求妻子的帮助。他没有把结果告诉为他监测前列腺特异抗原（PSA）的家庭医生，也没有告诉 5 年前曾接受过前列腺癌治疗的哥哥。

George 的哥哥 Norman 对 George 在诊断后 3 周就决定进行手术的事情感到震惊。在兄弟俩居住的城市里有一个前列腺癌支持小组，Norman 曾积极参与并寻求帮助，当初被诊断为癌症后，他曾花了将近 3 个月来研究和探索自己的治疗方法。和 George 一样，Norman 的癌症是低危的，他想确保自己做出了正确的选择，于是便找到支持小组并开始参加每个月的例会以寻求帮助。这个小组在帮助他决定进行治疗的过程中起了重要的作用，他在其后多年也一直与这一小组保持联系。但是 George 选择了自己通常的做法——做决定的时候不和他人商议，包括他的妻子。这就是事实。

Katz 医生的解释

根据前列腺癌的分级和分期，不同的人有不同的治疗选择。一些人可以推迟治疗，只需定期严密监测 PSA 和定期活检。这称为主动监测，对低风险、小体积病变的患者来说是不错的选择，他们一般也都希望延迟治疗。治疗前列腺癌最为常见的方法是手术切除前列腺，可以选择经腹部切口开放手术完成，或者通过伴或不伴机器人辅助的腹腔镜技术完成。另一个选择是放疗，通过外照射或者前列腺内放置放射源进行治疗。研究表明，患者选择治疗方式是基于他们所咨询的专家，咨询外科医师的患者最可能选择手术治疗，而咨询放疗科专家的患者则可能接受肿瘤的放射治疗。

前列腺癌的诊断多数是由于 PSA 升高、随后进行前列腺活检确定的。大多数前列腺癌一般在早、中期确诊，应允许患者选择自己所希望的治疗方法。外科手术和放疗对治疗这类前列腺癌同等有效，一般鼓励患者在详尽了解两者的风险和优点后决定自己的治疗方法。前列腺癌的治疗会影响生活质量，具体影响则因人而异。最重要的是要花些时间做出治疗选择，并寻求帮助、权衡各种治疗方法的利弊。

要点提示

- 确诊后不要过于紧张和慌乱，多花点时间思考，选择一种更适合自己的治疗方案。
- 参加前列腺癌支持小组是有帮助的，因为你可以遇到那些已经历过治疗的患者。
- 当各种因素互相矛盾时，通常较难做出决定。

切掉就好

在收到诊断结果 2 天后，George 就给泌尿外科医生打了电话。他要求尽快安排手术日期，并且告诉医生把前列腺切掉就好。3 周后，他接受了手术。他的哥哥对他的举动表示震惊。George 曾咨询过一位老年资的泌尿外科医生，但其实该医生从没采取过最新的外科手术方法。因此，George 的手术并不是保留神经的，而这通常是现今前列腺癌手术所采取的方式。术后，George 经常尿失禁，以致 3 年后还依然每天携带尿垫。他对此感到沮丧和气愤，并常向妻子大发脾气。使他更为烦恼的是阴茎不能勃起。虽然他不说，但 Joyce 非常了解这一点，这使 George 十分郁闷。George 试图找到解决勃起问题的办法，但是医生告诉他，一旦神经被切除便无计可施了。但是从医生的角度讲，最重要的是治愈癌症。医生建议 George 尝试用真空泵装置或海绵体药物注射改善勃起，但是他都不想尝试。

要点提示

- 不同的治疗方式通常提示不同的副作用。
- 副作用是可以治疗的，但其效果无法保证。

Katz 医生的解释

对癌症采取干预措施是再正常不过和最迫切的第一反应。大多数人只想着把前列腺整个切除，认为这样就能从根本上解决问题。但如果手术后出现尿失禁，其生活质量将显著降低。一些伴有尿失禁的患者因害怕发生意外而不愿出门，结果被社会所孤立。如上所述，勃起功能障碍在前列腺切除后比较常见，如果相关神经在术中没有保留下来，那么几乎所有的患者都将不能勃起，即使口服药物（Sildenafil、Tadalafil、Vardenafil）也将不起作用。

我不能忍受穿刺

手术后已经好几年了，George 对自己术后的勃起功能障碍越来越感到沮丧。他经常生气，并向妻子 Joyce 发脾气；George 以前也会发发脾气，而 Joyce 在他们婚后的数年间已学会如何妥善处理这些问题。但是这次不同。他们几乎每天都为了一些琐事争吵，Joyce 甚至多次考虑要不要暂时离开 George，以给他个教训。但是她没有这么做，她相信结婚就是为了生活，不论是好是坏，她都会在最艰难的时期支持 George。

她央求 George 考虑采用海绵体药物注射，但是他说自己不能忍受针头穿入自己的阴茎。Joyce 提出亲自为他注射，这使得 George 开始考虑这种做法的可能性。Joyce 把这件事告诉了 Norman 的一位有类似经历的女性朋友，但她没有跟 George 说，因为他知道了肯定会非常恼怒。这位女士告诉 Joyce，在她丈夫尝试着注射几次后，就由她负责这个工作，因为她丈夫讨厌自己注射。当 Joyce 问她对此有什么感觉时，她只是耸了耸肩。Joyce 知道耸肩的意思：这是为换取生活的和平而不得不做的事情。但最终 George 并没有听取这个意见。事实就是这样。

Joyce 想为 George 做她能够做的一切，但她能够看出他非常不高兴，而 George 的不快又使得 Joyce 也不开心，她知道他不再想做任何尝试了。他们过去有很活跃的社交生活，并且希望在退休后出外旅游。但自从他手术以后，他们的世界被彻底颠覆了，谁都不幸福。不过 George 看起来丝毫不愿弥补这种不幸，他似乎习惯了生气和沮丧。

Katz 医生的解释

一些人并不喜欢打针，但这是没有办法的事。尽管用于阴茎注射的针头大小跟数百亿糖尿病病人每天使用的针头一样，但是将针头穿入阴茎对许多男性来说是无法承受的，有时候对其配偶也是这样。阴茎注射是很容易学会的，但是问题不在于技巧，而更多地在于态度。

George 和 Joyce 关系的改变是令人担心的，Geoge 显然对所发生的事情感到烦乱，并且将他的沮丧发泄到妻子身上。Joyce 甚至想离开他，可见她有多么不快乐。George 看起来不能够也不愿意接受妻子的任何帮助，这是令人难过的，但并不罕见。大多数男性认为自己能够处理好一切，而一旦做不到，就破罐子破摔。

介绍 Bill

在过去的 3 个月中，George 跟一位名叫 Bill 的男性很要好，Bill 也住在同一个小区中，两人最早在邮箱前相遇并攀谈起来。

在过去，George 拥有很广泛的朋友圈子，有许多高尔夫球友或者牌友。自从手术后，他的社交生活受到很大影响，几乎不再见任何老友了。当 Joyce 鼓励他去联系这些老朋友时，George 对她吼道："尿失禁让我不可能再像以前那样了。"于是对话结束，Joyce 再一次放弃了努力。

但现在，George 有了一个不了解他过去，也不会去审视他的新朋友。Bill 和 George 年龄相仿，都是 65 岁上下。尽管他们没有太多的共同点，但 Bill 看上去是个很友善的伙计。他告诉 George 在他搬到退休所的前一年，他的妻子死于某种癌症，他不想再待在自己的家里，他希望搬到一个住着同龄人的地方，结识新的朋友。

在一个周末的晚上，George 邀请 Bill 来家做客，Joyce 很高兴看到丈夫结交了新的朋友，因此她显得十分热情。接下来一周，George 在没有告诉 Joyce 的情况下两次邀请了他的新朋友喝咖啡。Joyce 下班后，看到他们坐在阳台上相谈甚欢。虽然 Joyce 对 George 事先没有告诉自己感到不满，但不管怎样，最重要的是 George 有了新的朋友，她很高兴看到 George 渐渐好起来了。

Katz 医生的解释

前列腺癌术后，一些患者对自己的身份感到烦恼。如果他们认为由尿失禁和不能勃起使自己不再像个男人的时候，这种挣扎更常见。他们可能不再探望朋友，避免和认识的人接触。他们错误地假设了自己的朋友知道他们的问题，并因此越来越少地考虑到他们。这是一种错误的假设，但是在你读本书前面的故事时不难发现，态度和信仰很大程度上会影响行为，并且很多情况下都不是基于事实。

互相帮助

过了数周，Bill 似乎来访愈发频繁，最初只是在周末喝咖啡或者啤酒。但后来他停留的时间越来越长，Joyce 觉得应该邀请他吃个晚饭，George 很高兴。很快，Bill 一周三番两次地和 George 吃饭。他似乎很感激，并且会带花或者巧克力以作为感谢。周末他会带啤酒，有一次还带了白酒给 Joyce。3 个月后，他在他们公寓就餐的次数就更多了，为表示感谢，Bill 还邀请 George 夫妇到外面的饭馆就餐。他解释道，自己不善厨艺，不想拿蹩脚的菜肴来款待他们，于是他邀请他们去了附近的一家餐馆，希望能够回应他们的好客。

Joyce 对此并不介意，因为 Bill 是 George 的朋友，Bill 也没有任何冒犯之处，为了 George，她接受了 Bill 的邀请。George 要穿件毛衣和牛仔裤，而 Joyce 想让他穿 T 恤和夹克，为此他们吵了一架，导致去餐馆时迟到了。他们进入餐馆刚刚坐定，George 就站起来请 Bill 原谅，说他忘了个东西，就离开了餐桌。Joyce 和 Bill 一时间很沉默，Bill 点了啤酒，Joyce 觉得应该和 Bill 喝杯白酒。时间过得很慢。Bill 没有和她说太多，而 Joyce 也一直在看表。George 跑到哪里去了？大约 20 分钟后，她说声对不起，并向饭馆借了电话。她担心她的丈夫，害怕他可能生病了。他以前决不会这样做的。

Georg 在电话里表现得跟什么都没有发生似的，Joyce 对此感到十分惊讶："你在哪里？还好么？我很担心你，你离开后我一直和 Bill 坐在这儿等你。" George 在电话里含糊其辞，暗示没有什么不对劲，自己很好，而她应该和 Bill 继续吃完晚饭，然后在公寓见。Joyce 觉得很奇怪，于是回到餐桌前跟 Bill 说自己需要离开，George 不回来她很担心。Bill 付了钱，他们在沉默中驱车回来，Joyce 为此感到很尴尬。当他们到了公寓后，Joyce

大声地敲门。George仍然穿着之前的装扮来开门，他冲着Joyce和Bill微笑，并请Bill进来喝杯咖啡。Joyce再也受不了了，于是转向Bill说他应该回家了，今晚没有咖啡。她看着一起生活了37年的丈夫，质问他到底怎么了。她受够了，想知道真相。

起初George声称一切都很正常，他用自己惯用的语调告诉Joyce是她想得太多了；Joyce感到George又要挑起争端了。但这次她铁了心要弄清楚George的怪异举动，坚决不让步。几分钟后，George说了他的计划，他意识到自己不能再满足她，不再是一个完整的男人，如果她离开了，自己也不会抱怨，他想帮她找个归宿。他认为Bill是个很好的替代者，并因此鼓励Bill花时间和Joyce相处，自己离开饭馆时并没有什么别的原因，只是想让他们有时间单独相处，进一步了解对方。这真让Joyce顿时无话可说。

Katz医生的解释

尽管George很有气度，但他设计了一个极不妥当的计划，他竟然试着帮助妻子找一个取代自己的人。他没有跟妻子讨论取代自己的必要性，并误导了他的行为；此事看起来很滑稽，但他行为原因却一点也不滑稽。George由于治疗的副作用，失去了作为男性身份象征的功能。尽管他让妻子和其他男性相处的行为是不合适的，但这也反映了他对自己状况的感觉是多么的糟糕。事实上，George确实是很大度的，但恐怕Joyce是很难理解的。

你怎么这样想?

Joyce勉强吐出的话含糊不清。那天她被他的行为所震惊，而现在知道了他的计划，她为他的计划感到不解。“你怎么能认为我想替换你?”她问 George，“你怎么竟然那样想?”George 这次没有反驳她的观点。他看起来有点羞愧，并因自己的计划使她生气而松了一口气。“我不敢相信你会这么傻，George，这对你来说坏到极点了。我现在很生气，不知道能不能再跟你说下去，也许要等到明天。但是相信我，明天我们要好好谈谈，晚安。”她离开房间去了洗漱间，并且掩上了门。他需要做些解释，但是要等到明天了。

（刘振华译　张晓彤校）

第十四章

缓和紧张状况的策略

夫妻双方可以尝试用一些方法来促进彼此之间的交流，从而开始性关系的改善。本章将会介绍这样一些策略，并且为夫妻双方在讨论这些敏感话题的时候提供一些可以借鉴的方法。

是超人吗?

当今社会最大的荒谬观点之一就是认为所有的男人都是性机器，只要他们有需求，无论他们的感觉或心情如何，都可以随时随地地进行性行为。就像动画片中经常描绘的那样，每个男人身上都有一个开关——使用起来非常简单，我们也都知道当打开开关的时候会发生什么事。这个荒谬的观点，在某种程度上是因为万艾可（Viagra，Pfizer Inc.）的应用而变得不朽。因此，我们可以推断：只要男人可以勃起，那所有的事情都没问题。另一方面，女人们性活动的开关却有很多，所以她们的性反应和性行为问题就显得更为复杂。

谈话，谈话，还是谈话

这一章的重点是交流，这是日常生活中的重要组成部分，也是健康关系中所必需的内容。这里还有另外一个荒谬的观点：男人不会谈论他们的感情，也一定不想谈论性。也许这句话中只有后半部分是正确的。通过一种有意义的方式来谈论性并不是一件容易的事。一些人把性当成一种玩笑，一些人把性视为彻头彻尾的谎言或伪装。对有些人来说，真的用心去交流是一件很困难的事。

为什么谈论性是如此的困难？这似乎是很多脱口秀节目的话题，男性杂志（也有一些女性杂志）中也充满了这方面的文章，比如说如何能有更多的性生活，如何能维持更长的性时间，如何能让你的性伴侣更加疯狂等。音乐视频中模拟人们在车内、在屋顶等地方进行性行为，这些是真的吗？或许仅仅是为了让我们某些人感到不满足而做出的一种设计安排？真正的讨论并不是如此简单，我们还没有见到、也没有听到过关于性的有意义的讨论，所以我们经常很难采用一种有意义的方式来谈论性。

你是怎样学习性知识的呢？很多人是从兄弟姐妹或学校的朋友那里学来的，也有的是在所谓的“肮脏”杂志中学来的，这些杂志可能是在父亲的卧室中偶然发现的，也可能是由朋友带到学校的。今天的年轻人大多是从色情网站上学到性知识。坦白说，通过这些方式获得的性知识没有一个是实用的。大多数父母不会通过有意义的方式来告诉我们健康的性知识。他们可能会警告你“小心一点”、“别给女孩制造麻烦”、“好的女孩不会也不能这样”等。这些信息中没有一条是关于如何获得愉快的、健康的性生活的。很多男性在成长过程中，都会经常被告知手淫的负面信息。这些信息包括：手淫是不好的或错误的性行为，没有真正的性生活好。对于很多男性来说，手淫的负罪感会伴随着他们的一生。

而事实上，手淫是一种健康的、正常的性行为，它可以达到许多目的。例如，手淫可以帮助男性学会什么是感觉良好，缓解他们的紧张情绪，让他们感到放松。

所有的这些因素都会影响我们怎样去思考、怎样去谈论有关性的话题，而且这些因素也会影响着你的伴侣。同样，负责你的医生和护士也会受到影响，这就是为什么他们不会告诉你有关在癌症治疗中和治疗后性行为的改变。大多数医生和护士仅仅接受过几个小时的有关人类性方面的教育，所以他们也常常不知道如何和他们的病人谈论这个话题。

但是，或许谈论性话题最大的障碍是我们的恐惧。如果我们说错了事情，让我们的配偶生气怎么办？如果我们说一个词语让她笑了又会怎样？如果我们说的话伤害或是冒犯了我们的配偶还会怎样？是不是我们会因为表达内心深处的感情或恐惧而遭到反对？或被是看成是一个傻瓜？我们怎样谈论这个话题呢？

以下是一些建议，来帮助你和你的配偶谈论性话题（还有爱、激情和伤痛）。

找时间

就像任何其他的重要讨论内容一样，你需要留出时间来谈论性方面的话题。这并不是你匆匆忙忙上班路上的一次谈话。你或许会找一个时间来计划一下你的假期，不是吗？所以你也需要找一个时间来谈论这部分在你的日常关系中具有重要价值的内容。你存在的任何问题都不是在一天晚上开始的，而且这些问题也不会在一夜之间被解决。所以当你开始谈论性话题时，要做好再次谈论这个话题的准备，而且要尽快。但是，也要为你们即将开始的谈话设定一个时间长度的限制，当这次的谈话结束时，就应该真的结束了，不应该拖拖拉拉持续几天或者几周。

当你计划好了谈话的时间后，也应该计划好谈话的地点。不要在你的卧室（或者其他你进行过性生活的地方）谈论性，这听起来有点奇怪。找一个中性的地方，关掉电视、立体音响和电话，锁上前门，确认你的宠物狗有吃有喝并且在外散步。任何的干扰都会让这个敏感的话题变得更加沉重，并且会影响讨论的流畅性，或者让双方或其中之一从当前的话题上分心。

说出这些词

大约有 500 个描述阴茎和睾丸的单词，大多数听起来都有些可笑，让你和你的爱人严肃地讨论这些单词，确实有不小的难度。此外，和你的配偶谈论她的性解剖，会让人感觉更加的奇怪。很多男性和女性并不真正知道我们的身体里一些解剖部位的“确切”名称，这就可能会让人尴尬。

一些人可能只会使用自己小时候父母对自己用的一些好玩的孩子用语，我们当然可以把这些词语讲给孩子听，但是当我们用这些词语和配偶进行交流时就会感到尴尬。

尝试着大声说出下面的词语：睾丸。再说一次，更大声音的说一次，每次重复都会变得越来越简单。

给问题命名

你需要在谈话之前决定你要谈话的内容，而且你所准备谈话的内容应该是坦率的、诚实的和具有建设性的。这需要事先计划，而且最好能让你的伴侣知道你们要谈话的内容。如果你说“宝贝，我们需要谈一谈我们的性生活”，这样的主题太宽泛了，而且可能会让你的伴侣感到困惑。你所要谈的是性生活的哪个方面呢？是频率、方式、还是你们的感觉？提前和你的伴侣说清楚所要谈话的内容是关于性生活的哪一方面，这样的话，他/她也可以事先做些思考。一个更好的邀请或许是“我想我们应该谈一谈关于我勃起比较差这方面的问题”。

练习坦率的交谈

你们在谈论性话题时需要语言清晰的表达，而且对谈话的结果有明确的预期。我们当中的很多人认为，伴侣能够或者应该猜到，或凭直觉知道我们的需要和感觉。你们可能已经十分了解对方，对彼此的话语很熟悉，你们甚至可能在同一时间思考同一件事情，但是如果你们想解决问题的话，你们需要直截了当并且清晰地说出你的想法和感受。

告诉你的伴侣你的感受和出现这种问题的原因。知道事情的来龙去脉是很重要的，这可以避免你的伴侣认为你出现这种感受的原因是他/她做了什么。如果你含糊其辞地说“我对性生活没有欲望”，这可能被理解成“他不再爱我或不再需要我了”。而你的本意却是手术后你感到很疲惫，现在没有精力进行性生活。

用“我”这个词

谈话时非常重要的一点是要谈论你自己，而不要用话语教导你的伴侣该怎样做。那样会很不公平，而且也会不利于你们的谈话。如果手术后你需要一些直接的性刺激，你可以这样说：“如果你触摸我的阴茎时更有力些，我的感觉会更好，我会让你知道我有多么喜欢这样”，这比“你不知道怎样让我兴奋起来”这样的话更有建设性。

用“我”这个词作为陈述，会带着自己的真实感受，而不是去教导你的伴侣，应该假定你知道他/她的想法或感受，这样从对方的角度不会有受责备的感觉。

平衡正面的话与负面的话

谈论一件事的时候可以有很多不同的方式。你表述的方式往往可以影响对方对信息内容的理解。“你对性的要求让我快要疯掉了”和“你别把我想象成对性的需求有那么多”相比是完全不一样的口气。有些时候谈论性，我们不得不说一些可能具有伤害性的或者让伴侣受到责备的话语。正面和负面话语的平衡是一项微妙的协调，但是如果你做得仔细，就可以保护你们之间的感情，并且降低伤害对方的风险。如果你注意到这一点，你就会发现你对伴侣爱抚的反应变了，你说出的不再是负面的话（“你真的不知道如何能让我开心”），而是更加积极的正面的话语（“让我告诉你抚摸我哪里可以让我感觉更好”）。

倾听

当你的伴侣讲话的时候，用你的双耳、心、脑尽力去倾听。别去想车库里混乱的东西，别去想明天的工作，也别去想之前你们谈话的内容。从你的脑海中清空以前的记忆和未来的计划，真正的在倾听。

一些夫妻觉得说话的人拿着一些小东西很有用，比如一个木勺或者别的什么小玩意。当一个人拿着这个东西的时候，就轮到他说话，旁边的他/她就不能打断，除非小东西到了他/她手里。这种方法可以帮助倾听者集中注意力，因为他/她在对方拿着小东西的时候不能说话。

当我们体验人与人之间的关系时，能够真正被倾听是对方给予自己最好的礼物。所以，尽心、尽意地去倾听伴侣说的话，就是给他/她最好的礼物。

灵活一些

你可能希望用特定的方法解决问题，但你的另一半可能有不同的观点。当我们谈论一些重要的话题时，我们有时会抗拒或固执己见，最终就会什么也没能解决，应当学会让步。当你在积极地倾听你伴侣的想法时，暂时抛弃你的想法，你就会惊奇地发现你的伴侣的出发点并没有离你那么远。很多男人习惯于被倾听，但这涉及你们夫妻之间的关系，所以要两个人共同努力才能把事情做得更好。

获得帮助

别等到面临危机的时候才寻求帮助。如果每一次讨论都以打架告终，你可能就需要帮助了。多数婚姻治疗师、性治疗师都受过专业的高等教育，他们专门帮助夫妻去找出影响彼此关系的问题。更重要的是，他们可以帮助夫妻找到一种更好的谈话、反应或爱的方式。

男人们经常认为他们必须自己去解决每一个问题或危机，包括他们与别人的关系。但是，作为夫妻的一部分，就意味着解决问题需要彼此分担，不要认为必须由自己来搞定它——还是一起去解决吧。

交流是我们维持良好关系的核心，我们都需要练习用正确的方式把它做好。

（安超译　胡浩校）

第十五章

从哪里寻求帮助

每个人、每个家庭都可以利用一些资源以获得帮助。本章就提供给读者一些信息，告诉他们可以从哪里获得帮助，以及如何找到并使用这些资源。

你需要小心那些以个人见闻和经历为内容的书籍、杂志，特别是网站，它们可能并不具备很高的质量和科学依据。

书籍

男性和癌症

- Alterowitz，R.，&Alterowitz，B.（2004）.*Intimacy with impotence：The couple's guide to better sex after prostate disease*.Cambridge，MA：Da Capo Press.
- F incannon，J.L，&Bruss，K.V.（2002）.*Couples confronting cancer*.Atlanta，GA：American Cancer Society.
- Katz，A.（2007）.*Breaking the silence on cancer and sexuality*：

A handbook for healthcare providers. Pittsburgh, PA: Oncology Nursing Society.

- Laken, V., &Laken, K. (2002). *Making love again: Hope for couples facing loss of sexual intimacy*. Sandwich, MA: Ant Hill Press.
- Mulhall, J. P. (2008). *Saving your sex life: A guide for men with prostate cancer*. Munster, IN: Hilton Publishing.
- Perlman, G., &Drescher, J. (2005). *A gay man's guide to prostate cancer*. Binghamton, NY: Haworth Press.
- Schover, L. (1997). *Sexuality and fertility after cancer*. NewYork: John Wiley & Sons.
- Wainrib, B. R., Haber, S., & Maguire, J. (2000). *Men, women, and prostate cancer: A medical and psychological guide for women and the men they love* (2nd ed). New York; New Harbinger Publications.

男人的性问题

- Bader, M. (2008). *Male sexuality: Why women don't understand it—and men don't either*. Lanham, MD: Rowman& Littlefield Publishers.
- McCarthy, B. W., &Metz, M. E. (2008). *Men's sexual health: Fitness for satisfying sex*. NewYork: Routledge.
- Zilbergeld, B. (1999). *The new male sexuality* (Revisd ed.). New York: Bantam.

网站

- **癌症生存者网站**

  www. ascscn. org

  大量有关肿瘤患者患病后存活的信息，由美国癌症协会（American Cancer Society）发起。

- **肥沃的希望**

  www. fertilehope. org/index. cfm

  一个美国非营利性组织，致力于提供有关生殖医学的信息和支持，为癌症患者提供希望，以及为接受有不孕不育风险治疗的幸存者提供帮助。

- **医学研究院**

  www. iom. edu/CMS/3809/34252/47228. aspx

  医学研究院网站的特殊版块，发布癌症患者的心理健康需要。

- **国家性资源中心**

  www. nsrc. sfsu. edu

  针对消费者和临床医生提供一些性方面的信息。

- **癌症网站**

  www. oncolink. com/index. cfm

  针对患者和他们的家庭的综合性癌症信息。

- **赶走癌症**

  www. outwithcancer. com

  一个为患有癌症的男同性恋、女同性恋、双性恋和变性人群提供网络资源的网站。

- **前列腺癌基金会**

  www. prostatrcancerfoundation. org

  基金会的基金用于前列腺癌的研究，这个网站能够及时发布关于前列腺癌的最新信息。

- **Texas M. D. 大学的 Anderson 癌症中心**

  www. mdanderson. org/topics/sexuality

  该网站为男性和女性提供了关于癌症和性的一系列论文。

专业咨询

- 美国性教育家、性咨询师和性治疗师协会（www. aasect. org）提供了北美有资质的治疗师和咨询师的名单。

（安超译　胡浩校）